Falko H. Herrmann
Martina Ch. Herrmann

Das Hämoglobin des Menschen

Struktur, Funktion, Genetik

REIHE WISSENSCHAFT

Falko H. Herrmann
Martina Ch. Herrmann

Das Hämoglobin des Menschen

Struktur, Funktion, Genetik

Mit 37 Abbildungen und 13 Tabellen

Springer Fachmedien Wiesbaden GmbH

Verantwortlicher Herausgeber dieses Bandes:
Prof. Dr. Eberhard Hofmann

Verfasser:
Dr. sc. nat. Falko H. Herrmann
Dr. rer. nat. Martina Ch. Herrmann
Erfurt

CIP–Kurztitelaufnahme der Deutschen Bibliothek

Herrmann, Falko H.:
Das Hämoglobin des Menschen: Struktur,
Funktion, Genetik / Falko H. Herrmann; Martina
Ch. Herrmann. — Braunschweig, Wiesbaden:
Vieweg, 1980.
  (Reihe Wissenschaft)
    ISBN 978-3-528-06860-8   ISBN 978-3-663-06837-2 (eBook)
    DOI 10.1007/978-3-663-06837-2
  NE: Herrmann, Martina Ch.:

Additional material to this book can be downloaded from http://extras.springer.com
1980

Lizenzausgabe für
Friedr. Vieweg & Sohn Verlagsgesellschaft mbH, Braunschweig,
mit Genehmigung des Akademie-Verlages, DDR-Berlin
Herstellung: VEB Druckhaus „Maxim Gorki", 74 Altenburg

Vorwort

Das Hämoglobin ist eines der wenigen Proteine, bei dem
einerseits die Beziehungen zwischen Struktur und Funktion bis in den molekularen Bereich hinein bekannt sind
und andererseits die genabhängige Determination einer
jeden Aminosäure im Globintetrameren sowie deren
mutative Veränderungen detailliert analysiert wurden.
Mit dem Nachweis der Hämoglobinvariante Hb S bei der
Sichelzellanämie (PAULING et al. 1949) und ihrer Strukturaufklärung (INGRAM 1957) wurde erstmals der direkte
Beweis für die Synthese eines veränderten Proteins infolge
einer Genmutation erbracht. Durch die Sequentierung der
entsprechenden mRNA ist schließlich im Jahre 1977
(MAROTTA et al. 1977) die zugrunde liegende mutative Veränderung im Gen aufgeklärt worden. So haben protein-
chemische, molekularbiologische und physiologische Untersuchungen am normalen Hämoglobin und an seinen
Varianten zur Lokalisierung der Basisdefekte der Hämoglobinopathien bis hin zu den Nukleotidveränderungen im
mutierten Gen geführt.

Bisher sind mehr als 300 Varianten des Hämoglobins
beschrieben und ihre Molekularpathologie untersucht
worden. PAULING prägte für die durch diese Varianten bedingten Hämoglobinopathien den Begriff der Molekular-
krankheit.

Dem raschen Fortschritt der letzten beiden Jahre auf
dem Gebiet der Molekulargenetik der Hämoglobinsynthese
Rechnung tragend, soll in vorliegender kurzer Mono-
graphie eine geschlossene Darstellung der Struktur-
Funktions-Beziehungen und der Genetik des normalen
Hämoglobins des Menschen und seiner Varianten sowie

eine Pathophysiologie ausgewählter Hämoglobinopathien gegeben werden, die sowohl dem Mediziner als auch dem Naturwissenschaftler die molekularen Aspekte einer Gruppe sehr gut untersuchter genetisch bedingter Defekte des Menschen nahe bringen möchte.

Dem Charakter dieser Taschenbuchreihe entsprechend wird nur bedingt auf zugrunde liegende Literatur eingegangen; eine Aufstellung zusammenfassender Arbeiten ist für den interessierten Leser angefügt.

Während der Drucklegung erschienen sehr wesentliche Beiträge zur Molekulargenetik des menschlichen Hämoglobins, auf deren Darstellung die Autoren in diesem Taschenbuch nicht verzichten wollten. Durch das verständnisvolle Entgegenkommen des Akademie-Verlages und insbesondere seiner verantwortlichen Lektorin Christiane GRUNOW war es möglich, diese Ergebnisse des vergangenen Jahres in kurzer Form einzuarbeiten.

Dem Verlag und seiner Lektorin gilt unser besonderer Dank für die Berücksichtigung aller Wünsche bei der Herausgabe dieses Taschenbuches.

Erfurt, im Frühjahr 1979

Die Verfasser

Abkürzungsverzeichnis

1. Aminosäuren

Ala   Alanin
Arg   Arginin
Asp   Asparaginsäure
Asn   Asparagin
Glu   Glutaminsäure
Gln   Glutamin
Gly   Glycin
His   Histidin
Ile   Isoleucin
Leu   Leucin
Lys   Lysin
Met   Methionin
Phe   Phenylalanin
Pro   Prolin
Ser   Serin
Thr   Threonin
Try   Tryptophan
Tyr   Tyrosin
Val   Valin

2. Coenzyme und Metabolite

AMP   Adenosinmonophosphat
ADP   Adenosindiphosphat
ATP   Adenosintriphosphat
dCTP   Desoxy-Cytidintriphosphat
dGTP   Desoxy-Guanosintriphosphat
2,3-DPG 2,3-Diphosphoglycerat
NAD   Nikotinsäureamid-adenin-dinukleotid
$NADH_2$ reduziertes NAD
NADP   Nikotinsäureamid-adenin-dinukleotid-phosphat
$NADPH_2$ reduziertes NADP
RNase   Ribonuklease

3. Hämoglobine

Desoxy	Desoxyhämoglobin
Hb	Hämoglobin
HbM	Methämoglobin
Oxy	Oxyhämoglobin

4. Nukleinsäuren und Basen

cDNA	complementäre Desoxyribonukleinsäure
cRNA	complementäre Ribonukleinsäure
DNA	Desoxyribonukleinsäure
mRNA	Messenger Ribonukleinsäure
RNA	Ribonukleinsäure
A	Adenin
C	Cytosin
G	Guanin
T	Thymin
U	Uracil
kb	Kilobase, d. h. 1000 Nukleotide einzel- oder doppelsträngiger DNA bzw. RNA

Inhaltsverzeichnis

1. Einführung

Beim Menschen sind bisher mehr als 2000 erbliche Syndrome und Mißbildungen beschrieben worden, die auf spontane Mutationen zurückgehen. Bei einer vergleichsweise nur geringen Anzahl konnte der zugrunde liegende Basisdefekt aufgeklärt werden. Dazu zählen die etwa 150 erblichen Stoffwechseldefekte. Das Auftreten verschiedener Enzymvarianten läßt auf unterschiedliche Mutationen des entsprechenden Strukturgens schließen. In den wenigsten Fällen sind jedoch die den Varianten zugrunde liegenden Veränderungen in der Aminosäuresequenz des Enzymproteins aufgeklärt, so daß einerseits die aus der Struktur ableitbaren Funktionsbeziehungen und deren Anomalien unverstanden bleiben und andererseits keine Rückschlüsse auf die primären Veränderungen in der DNA-Sequenz des codierenden Gens gezogen werden können.

Es gibt nur sehr wenige Proteine, bei denen die Struktur-Funktions-Beziehungen detailliert bekannt sind. Am besten werden diese Beziehungen bisher beim Hämoglobin des Menschen verstanden. Die Aminosäuresequenzen der Polypeptidketten, die Sekundär-, Tertiär- und Quartärstruktur (bis zu 2,4 Å) sind bekannt. Bisher sind mehr als 300 verschiedene Hämoglobinvarianten aufgeklärt und es ist möglich, über die Veränderung an den Polypeptidketten die Funktionsänderung der Hämoglobinvarianten zu verstehen. Damit ist die Pathophysiologie der Hämoglobinopathien bis hin in den molekularen Bereich der Proteine aufgeklärt. Da aus den Veränderungen der Aminosäuresequenz Rückschlüsse auf die primären Veränderungen an der DNA, den Globingenen, möglich sind und durch die Aufklärung der Nukleotidsequenzen der

Globin mRNAs bestätigt wurden, stellt Hämoglobin ein nahezu ideales Beispiel menschlicher Proteine dar, bei dem die pathologischen Effekte über Struktur-Funktions-Beziehungen bis hin zu den Veränderungen der DNA erklärt werden können.

Ausgehend von dem normalen Hämoglobin (Struktur und Funktion) werden in vorliegender Übersicht die verschiedenen Varianten vorgestellt sowie deren Molekulargenetik und Pathophysiologie abgehandelt. In diesem Zusammenhang sind die bisher bekannten Hämoglobinvarianten tabellarisch erfaßt worden. Eine Molekulargenetik der Hämoglobinsynthese schließt sich an und leitet zu Synthesestörungen über, die sich klinisch als Thalassämiesyndrome manifestieren. Den Abschluß bildet ein Beitrag zur Evolution der Globinketten.

2.   Die Strukturen normaler Hämoglobine

2.1.   *Die verschiedenen Hämoglobintypen des Menschen*

Hämoglobin bildet den Hauptbestandteil der Proteide in den Erythrozyten und ist für die Färbung des Blutes verantwortlich. Es ist ein Tetramer von der Größe $50 \times 55 \times 64$ Å mit einem Molekulargewicht von 64 400 Dalton. Hämoglobin besteht aus zwei Paaren von ungleichen Polypeptidketten. Jede Globinpolypeptidkette ist kovalent mit einer Hämgruppe (Ferroprotoporphyrin IX) verbunden. Diese Bindung ist im Gegensatz zur Eisen-Porphyrin-Bindung sehr labil und wird bei saurem pH-Wert gespalten. Dabei zerfällt Hämoglobin in seine Dimere. Die strukturell verschiedenen Polypeptidketten des Globins werden mit griechischen Buchstaben bezeichnet: α (Alpha), β (Beta), γ (Gamma), δ (Delta), ε (Epsilon) und ζ (Zeta). Für die Bildung des Tetrameren ergeben sich verschiedene Möglichkeiten (Tab. 1).

Hämoglobin A besteht aus zwei α-Ketten und zwei β-Ketten. Etwa ab einem halben Jahr nach der Geburt

Tabelle 1
Die Hämoglobine des Menschen
(aus BUNN, FORGET, RANNEY 1977)

Hämoglobin	Struktur	% vom normalen adulten Hb
A	$\alpha_2\beta_2$	92
A_2	$\alpha_2\delta_2$	2,5
A_{Ia}	nicht bekannt	< 1
A_{Ib}	nicht bekannt	2
A_{Ic}	$\alpha_2(\beta\text{-N-Glucose})_2$	5
F	$\alpha_2\gamma_2$	< 1
F_1	$\alpha_2(\gamma\text{-N-acetyl})_2$	< 1
Gower 1	$\zeta_2\varepsilon_2$	0
Gower 2	$\alpha_2\varepsilon_2$	0
Portland	$\zeta_2\gamma_2$	0
H	β_4	0
Bart's	γ_4	0

bildet das Hb A den Hauptanteil des menschlichen Hämoglobins mit 92%.

Hb A_2 ($\alpha_2\delta_2$) stellt nur 2,5% des Gesamthämoglobins dar. Es verhält sich funktionell wie Hb A. Anstelle der β-Ketten des Hb A befinden sich bei Hb A_2 δ-Ketten, die sich nur in 10 Aminosäuren von den β-Ketten unterscheiden. Bestimmte Krankheitsbilder lassen sich anhand einer Erhöhung des Hb A_2-Gehaltes im Blut (β-Thalassämie, megaloblastische Anämie), bzw. an einer Erniedrigung (Eisenmangel, sideroblastische Anämie) erkennen.

Durch säulenchromatographische Untersuchungen wurden noch eine Reihe von Hb-Arten gefunden, die nur geringe Abweichungen vom Hb A zeigen. Dazu gehören Hb A_{Ia}, Hb A_{Ib} und Hb A_{Ic}. Alle drei weisen einen geringeren isoelektrischen Punkt als Hb A auf. 5% des Hämoglobins in den normalen Erythrozyten Erwachsener werden von Hb A_{Ic} gebildet. Bei diesem Hämoglobin ist die N-terminale Aminogruppe der β-Ketten kovalent mit Glucose gebunden. Bei Patienten mit Diabetes mellitus wird Hb A_{Ic} im Blut angereichert.

Hämoglobin F ($\alpha_2\gamma_2$) ist vor allem während der Fetalperiode und in den ersten Lebensmonaten nachweisbar.

Isoliertes Hb F hat etwa die gleiche O_2-Affinität wie Hb A; fetale Erythrozyten haben jedoch eine höhere O_2-Affinität. Diese erhöhte O_2-Affinität des Hb F wurde auch bei vielen Säugetieren nachgewiesen und ist vermutlich für den O_2-Transport durch die Plazenta von großer Wichtigkeit. Erythrozyten von Neugeborenen enthalten 80% Hb F, 20% Hb A und weniger als 0,5% Hb A_2. Bereits kurz vor der Geburt wird die Synthese der γ-Ketten eingeschränkt und die β-Ketten-Synthese erfolgt in verstärktem Maße. Hb F kann in Spuren noch bei Erwachsenen nachgewiesen werden.

An der Bildung von Hb F sind zwei Typen von γ-Ketten beteiligt, die sich nur in einer Position unterscheiden. Bei $^G\gamma$-Ketten ist die Position 136 durch Glycin, bei $^A\gamma$-Ketten durch Alanin besetzt. Das Verhältnis von $^A\gamma : {}^G\gamma$-Ketten liegt beim Hb F von Neugeborenen bei 3 : 1, im adulten Hb F bei 2 : 3.

20% des Hb F weisen eine N-terminale Acetylierung der γ-Ketten auf. Diese Form bezeichnet man als Hb F_1.

In den ersten drei Monaten der embryonalen Entwicklung werden verschiedene embryonale Hämoglobine nachgewiesen: Gower Hb's ($\zeta_2\varepsilon_2$, $\alpha_2\varepsilon_2$) und Hb Portland ($\zeta_2\gamma_2$). Struktur und Funktion dieser Hämoglobine sind auf Grund der nur geringen Mengen, die zur Verfügung stehen, noch nicht voll geklärt. Die Synthese erfolgt vermutlich im Dottersack.

Patienten mit verschiedenen Typen der α-Thalassämien bilden Hb H, ein Tetrameres aus β-Ketten, oder Hb Bart's, ein Tetrameres aus γ-Ketten. Beide zeichnen sich durch eine hohe O_2-Affinität, einen fehlenden Bohr-Effekt und fehlende Häm-Häm-Wechselwirkungen aus.

2.2.   *Das Häm*

Hämoglobin gehört zur Gruppe der sauerstoffübertragenden Hämoproteine (Eisen-Porphyrin-Eiweiß-Verbindungen), die, bedingt durch den Hämanteil, meist tiefrot, seltener grün gefärbt erscheinen (weitere Vertreter sind

Myoglobin und Erythrocruorine). Grundbaustein des Porphyrins im Häm sind vier Pyrrolkerne, die über vier Methinbrücken miteinander verbunden sind. Sie bilden das Porphinskelett.

Die Stickstoffatome der Pyrrole, die Methinbrücken und je ein C-Atom stammen von der Aminosäure Glycin. Im Succinat-Glycin-Zyklus verbinden sich Glycin und Succinat zu α-Amino-β-ketoadipinat. Unter CO_2-Abspaltung bildet sich δ-Aminolävulinat, das sich zusammen mit einem zweiten Molekül bei Wasserabspaltung und unter Wirkung der δ-Aminolävulinat-Dehydratase zu Porphobilinogen verbindet. Durch Kondensation von vier Molekülen Porphobilinogen und Abspaltung von CO_2 und H entsteht das Protoporphyrin.

Porphyrine der Hämverbindungen bestehen aus Porphyrinen mit vier Methyl-, zwei Vinyl- und zwei Propionsäureresten. Das Protoporphyrin Typ III — eines der zahlreichen möglichen Isomere — kommt im Hämoglobin vor.

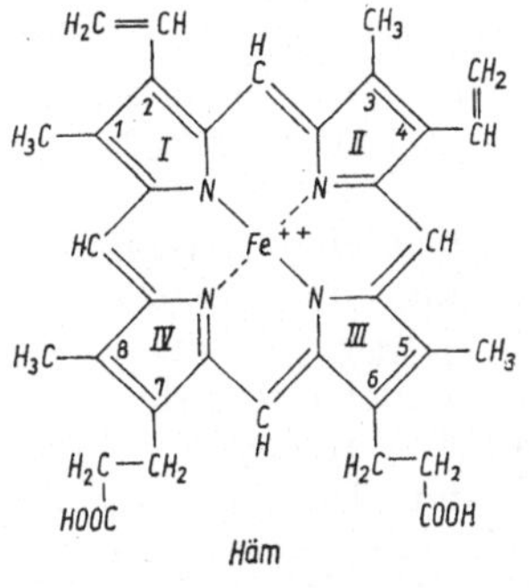

Häm

Das Eisenatom (Fe^{++}) liegt im Zentrum des in einer Ebene angeordneten Porphinskeletts. Es ist mit den vier Stickstoffatomen der Pyrrolringe über vier gleichartige Verbindungen (Übergangsformen zwischen Ionen- und Komplexbindung) verbunden. In neutraler Lösung bilden zwei Wassermoleküle die fünften und sechsten Liganden (Verhältnisse bei der Häm-Globin-Bindung siehe unter 2.4.).

2.3.   *Das Globinmonomere*

Die Globinmonomere der einzelnen Hämoglobine werden durch die verschiedenen Polypeptidketten (α, β, γ, δ, ε, ζ) gebildet. Durch Sequenzanalysen konnte die Primärstruktur der Globinketten aufgeklärt werden (Abb. 1). α-Ketten bestehen aus 141 Aminosäuren, β-, γ- und δ-Ketten aus je 146.

Etwa 75% der Globinketten liegen in Form der α-Helix vor (Sekundärstruktur). Durch Röntgeninterferenzmessungen, Infrarot- und Ultraviolettspektroskopie, sowie durch Messung des Circulardichroismus und der optischen Rotationsdispersion konnte gezeigt werden (ausführliche Beschreibung der Methoden siehe HOFMANN 1975), daß jede Globinkette aus acht helicalen Segmenten (bezeichnet mit A bis H) besteht, die durch kurze nicht helicale Bereiche miteinander verbunden sind. Durch Biegungen und Knicke der nicht helicalen Bereiche (meist ist Prolin daran beteiligt) wird die Tertiärstruktur gebildet, die durch Röntgenstrukturanalysen von PERUTZ (1962) aufgeklärt wurde (Abb. 2).

Die Benennung der Aminosäuren in einer Globinkette erfolgt entweder durch Bezeichnung der Position im Helixbereich (z. B. A2, B4, F6 . . .) bzw. im nicht helicalen Bereich (z. B. AB1, GH4 . . .) oder durch die Position, die auf die Primärstruktur zurückgeht (β 122, α 67 . . .). Das Histidin, das mit dem Häm in Kontakt tritt, besetzt so die Position F8 oder die Position 87 in der α-Kette bzw. 92 in der β-Kette.

2.4.   *Die Häm-Globin-Bindung*

Bei der Entstehung der Häm-Globin-Bindung ist noch unklar, ob sich die bereits vollständige Hämgruppe mit der Globinkette verbindet oder ob Fe^{++} erst später in die

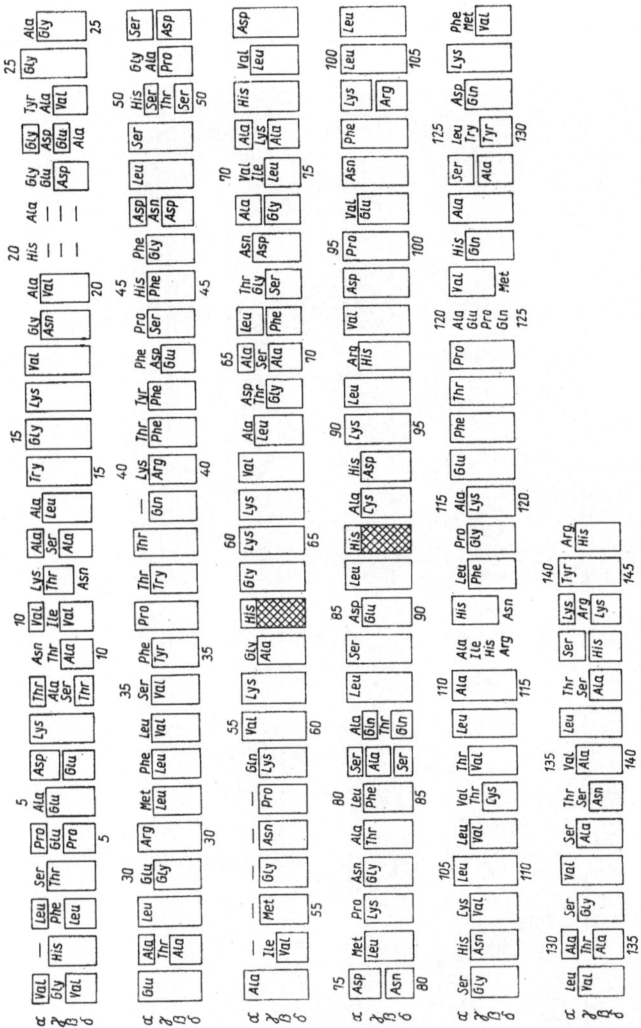

Abb. 1. Aminosäuresequenzen der α-, β-, γ- und δ-Ketten des Hämoglobins. Identische Aminosäuren sind eingerahmt, die hämgebundenen Histidinreste schraffiert. Die 141 Aminosäuren der α-Kette sind oben, die 146 der β-, γ- und δ-Ketten unten numeriert. Die „Gaps" sind so angeordnet, daß maximale Homologien der Sequenz hervortreten (nach LEHMANN und CARRELL 1969 aus HARRIS 1974).

2*

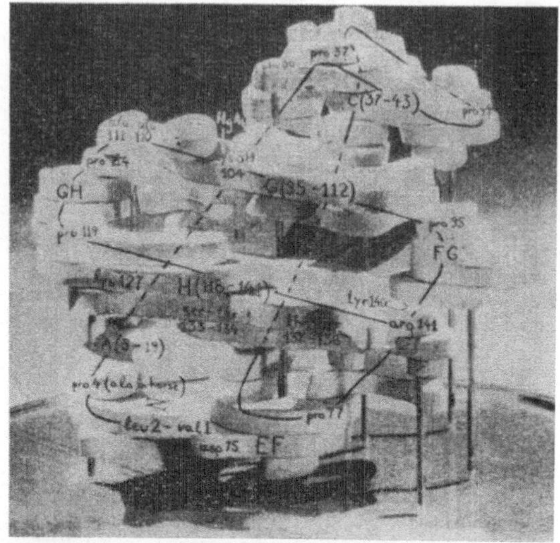

a

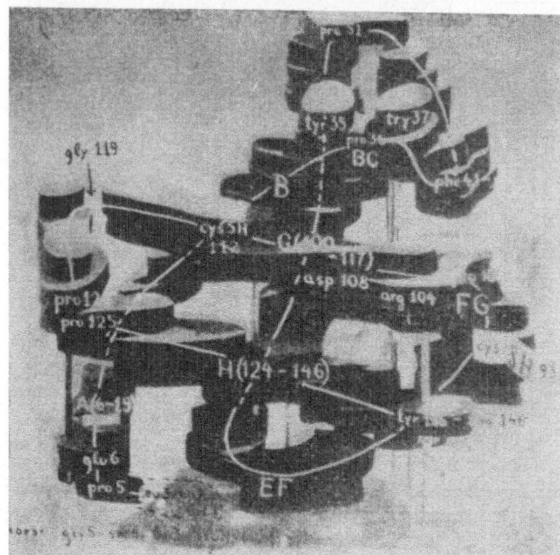

b

Abb. 2. Tertiärstrukturen der α- und der β-Kette des menschlichen Hämoglobins
mit einzelnen Aminosäurepositionen (aus INGRAM 1963)

vorher gebildete Verbindung von Globin und Porphyrin eingebaut wird. Die fünfte Koordinationsstelle des Eisens bindet mit dem Histidin in Position F8 der Globinketten (α 87 bzw. β 92) (proximale Histidine). Die sechste Koordinationsstelle des Eisens liegt den Histidinen α 58 bzw. β 63 gegenüber (distale Histidine, E-Helix) und bleibt für die reversible O_2-Bindung frei. Es gibt etwa 21 Aminosäuren der Globinketten, die sich bis auf 4 Å der Hämgruppe nähern und diese über sechzig atomare Wechselwirkungen in ihrer Position halten. Alle diese Kontakte, bis auf einen in der α-Kette und zwei in der β-Kette, sind nicht-polar. Die polaren Kontakte zwischen den Propionsäuregruppen des Häms sind sehr labil und tragen wenig zur Bindung der Hämgruppen bei; die nicht-polaren Kontakte haben dagegen eine sehr große Bedeutung für die Aufrechterhaltung der Hämoglobinstruktur. Das Fehlen einer dieser nicht-polaren Bindungen führt zu Störungen der Häm-Globin-Bindung und beeinflußt die Stabilität der Globinkette. Wird das Häm völlig entfernt, setzt ein Entfalten der Globinketten, besonders der E- und F-Segmente ein.

2.5.   *Das Hämoglobintetramere*

Vier Häm-Globin-Moleküle verbinden sich spontan zu dem Hämoglobintetrameren, dessen dreidimensionaler Bau (Quartärstruktur) durch PERUTZ und Mitarbeiter mittels der Röntgenstrukturanalyse aufgeklärt wurde.

Das Hämoglobintetramere ist ein Sphäroid von 55 Å Durchmesser und einer Symmetrieachse. Die Polypeptidketten sind so gefaltet, daß die Hämgruppen in „Taschen" an der Oberfläche des Moleküls gleich weit voneinander entfernt liegen. Etwa jede zweite Aminosäure jeder Globinkette ist nicht-polar, so daß auf Grund der α-Helixkonfiguration (1 Drehung $\triangleq$ 3,6 Aminosäuren) die nicht-polaren Aminosäuren zum hydrophoben Inneren orientiert sind und die polaren Aminosäuren an der hydrophilen

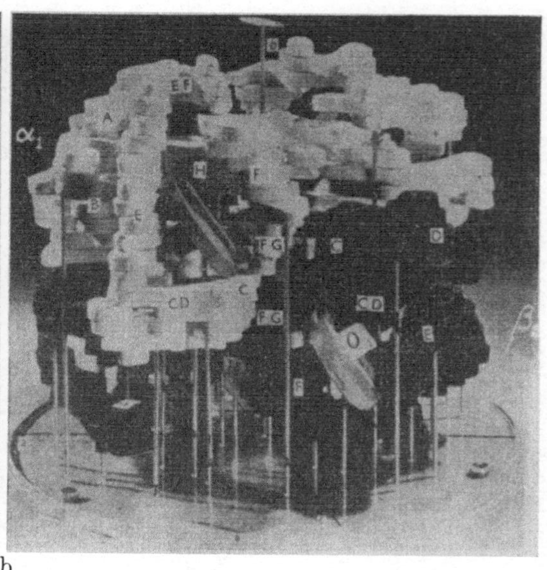
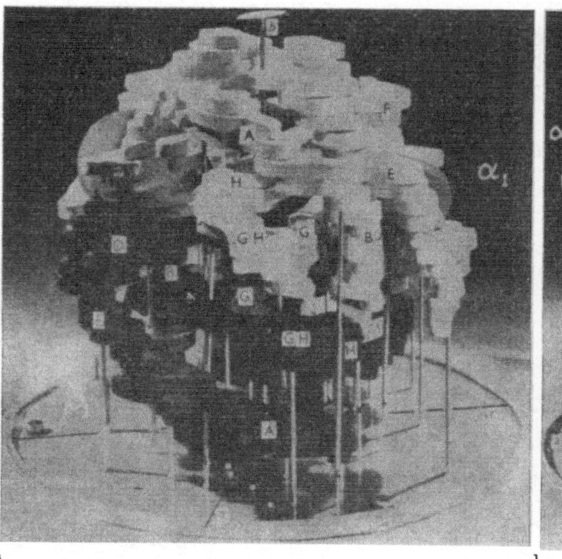

a b

Abb. 3. Modell des Hämoglobintetrameren
Die Kontakte zwischen α_1 und β_1 sind in Abb. 3a; die zwischen α_1 und β_2 in Abb. 3b dargestellt.
(nach PERUTZ aus KLEIHAUER 1976)

Oberfläche liegen (s. 2.4.). Die gleiche Anordnung von nicht polaren und polaren Aminosäuren liegt auch im Hämoglobintetrameren vor.

Das häufigste Hämoglobin — das Hb A — besteht aus zwei α- und zwei β-Ketten, die zwei Kontaktpaare bilden: $\alpha_1\beta_1$ ($\alpha_2\beta_2$) und $\alpha_1\beta_2$ ($\alpha_2\beta_1$) (Abb. 3). Die $\alpha_1\beta_1$-„Kopplung" ist sehr stark. Sie wird durch 20 Kontakte zwischen α- und β-Kette, besonders im Bereich der B- und H-Helices, gebildet. Diese Kontakte verhindern die Dissoziation des $\alpha\beta$-Dimeren in seine instabilen Monomere. Der $\alpha_1\beta_2$-Kontakt ist funktionell und wird nur durch 9 Kontakte der Aminosäuren in den Segmenten C, F und G hergestellt. Die Dissoziation des Tetrameren in Dimere erfolgt daher auch zwischen α_1 und β_2. Die Bildung von $\alpha\beta$-Dimeren ist u. a. für die Haptoglobin-Bindung von Wichtigkeit.

Zwischen α_1 und β_2 erfolgt während der Oxygenierungs- und Desoxygenierungsvorgänge eine Änderung der Lage der Globinketten zueinander; der Abstand zwischen den β-Ketten erhöht sich auf 7 Å. Diese Konformations-änderung bewirkt chemische und physikalische Unter-schiede zwischen Oxy- und Desoxyhämoglobin. PERUTZ konnte zeigen, daß die Desoxyform in einer erzwungenen T-Konformation („tense" = straff, starr) durch Salz-bindungen zwischen und innerhalb der Monomere sta-bilisiert wird (Abb. 4, Abb. 5). Das Oxyhämoglobin liegt in der R-Konformation („relaxed" = entspannt) vor. In dieser Konformation besteht nur eine geringe Bindungs-energie zwischen den Monomeren und das Tetramere kann folgendermaßen (zwischen α_1 und β_2) dissoziieren:

$$\alpha_2\beta_2 \rightleftharpoons 2\alpha\beta.$$

3. Funktion des Hämoglobins

Erste Untersuchungen zur Funktion des Hämoglobins lagen bereits 1850 mit HOPPE-SEYLERS Beobachtung vor, daß Sauerstoff chemisch an Hämoglobin gebunden ist.

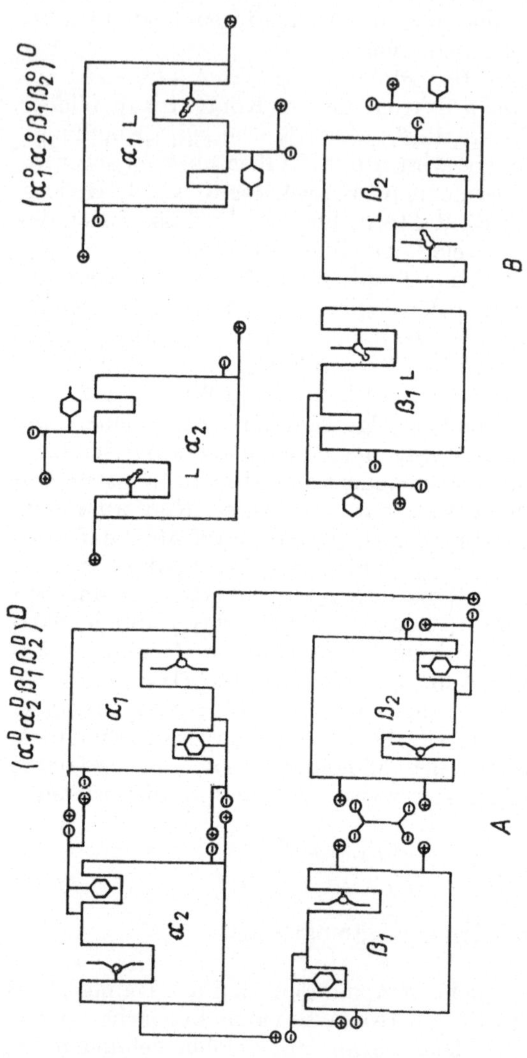

$(\alpha_1^o \alpha_2^o \beta_1^o \beta_2^o)^O$
α_1 L
L β_2
L α_2
β_1 L
B
$(\alpha_1^D \alpha_2^D \beta_1^D \beta_2^D)^D$
α_1
α_2
β_2
β_1
A

BERT führte 1872 die erste quantitative Messung einer Sauerstoff-Dissoziationskurve durch. Mit der Feststellung von HUFFNER (1894), daß Desoxyhämoglobin-Kristalle weniger kompakt als Oxyhämoglobin-Kristalle sind, gab es den ersten Hinweis auf einen chemischen Unterschied in der Struktur der verschiedenen Hämoglobinformen. In den ersten Jahren des 20. Jahrhunderts wurden Untersuchungen zum Vorgang der Sauerstoffbindung an Hämoglobin vorgenommen. Doch erst 1970, als PERUTZ die Konformation von Oxy- und Desoxyhämoglobin mittels der Röntgenstrukturanalyse bestimmte, konnten Erklärungen für den Zusammenhang zwischen den unterschiedlichen Hämoglobinstrukturen und deren Funktionen beim Sauerstofftransport gegeben werden.

Abb. 4. Schematische Darstellung der Desoxy- und Oxykonformation des Hämoglobintetrameren unter Berücksichtigung der Salzbindungen (aus PERUTZ 1970)

A: Desoxyform des Hämoglobins (T-Konformation). Die Stabilität der T-Konformation wird durch die folgenden sechs Salzbindungen, die zwischen den Untereinheiten ausgebildet sind, erreicht:

α_1 141 Arg — α_2 1 Val
α_1 141 Arg — α_2 126 Asp
α_2 141 Arg — α_1 1 Val
α_2 141 Arg — α_1 126 Asp
α_1 40 Lys — β_2 146 His
α_2 40 Lys — β_1 146 His

Zwei Salzbindungen befinden sich innerhalb der β-Ketten:

β_1 146 His — β_1 94 Asp
β_2 146 His — β_2 94 Asp

Zur Stabilität der Desoxyform trägt weiterhin die Einlagerung von 2,3-DPG zwischen β_1 und β_2 und die Ausbildung von Ionenbeziehungen zwischen 2,3-DPG und den β-Ketten bei.

B: Oxyform des Hämoglobins (R-Konformation). Die Oxygenierung erfolgt zuerst an den α-Ketten. Die vier Salzbindungen zwischen den α-Ketten werden aufgebrochen (Umschalten der Desoxyform in die Oxyform), 2,3-DPG dissoziiert ab und die zwei Salzbindungen zwischen den α- und β-Ketten werden gelöst. Durch nun folgende Oxygenierung der β-Ketten werden die Salzbindungen, die innerhalb der β-Ketten bestehen, aufgebrochen und das Hämoglobintetramere liegt in der R-Konformation vor.

Desoxy

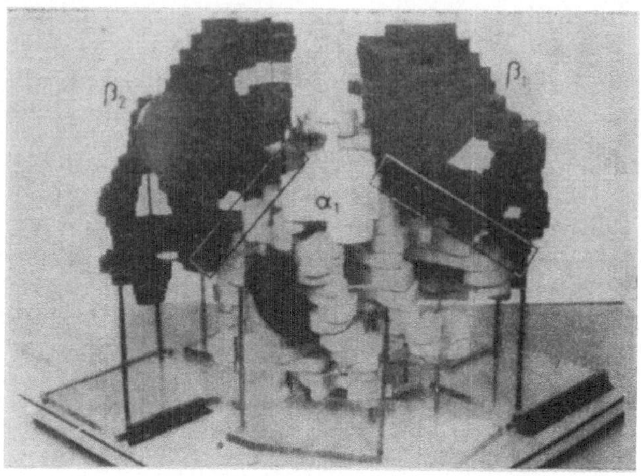

Oxy

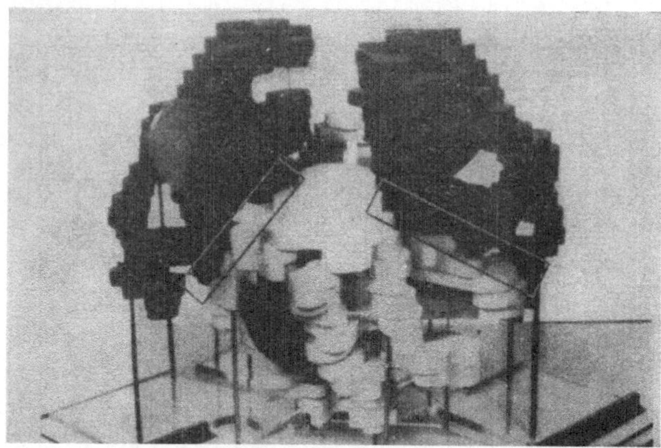

Abb. 5. Dreidimensionales Modell des Desoxy- und Oxyhämoglobins. Beachte
die Konformationsänderungen, denen die in Abb. 4 dargestellten Vorgänge zugrunde liegen.
(aus MUIRHEAD et al. 1967)

3.1. Sauerstofftransport

3.1.1. Oxygenierung und Desoxygenierung des Hämoglobins

Ein Molekül Hämoglobin (MG 64500) kann vier Mole Sauerstoff binden, jede Untereinheit ein Mol. Wie bereits erwähnt (Kap. 2.4.), erfolgt eine Anlagerung von Sauerstoff an die sechste Bindungsstelle des Eisens der vier

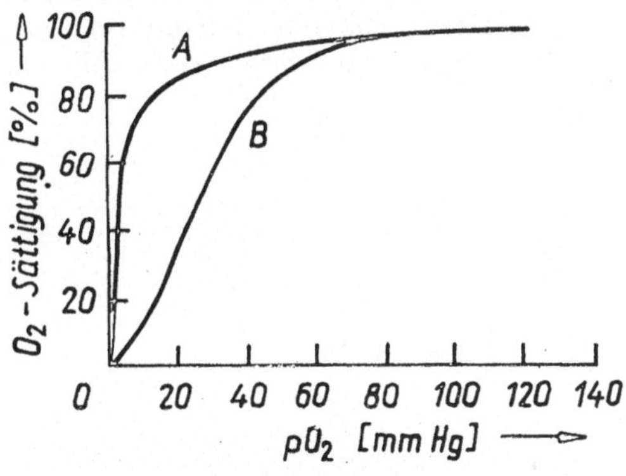

Abb. 6. Sauerstoffbindungskurve des Myoglobins (A) und des Hämoglobins (B) (aus HOFMANN 1970)

Hämmoleküle. Ein Vergleich der Sauerstoff-Bindungskurven von Monomeren (Myoglobin) und Tetrameren (Hämoglobin) zeigt für den ersten Fall einen hyperbelförmigen und für den zweiten Fall einen sigmoidalen Verlauf (Abb. 6).

Der sigmoidale Kurvenverlauf wird dadurch bedingt, daß bereits vorliegende O_2-Bindungen am Hämoglobintetrameren die Sauerstoffaffinität noch unbesetzter Hämgruppen erhöht (Häm-Häm-Wechselwirkung). Entsprechende Messungen von Reaktionskonstanten für die O_2-

Bindung an die vier Hämgruppen des Hämoglobins ergaben für das menschliche Blut folgende Werte: $k_1 = 0,00545$, $k_2 = 0,0617$, $k_3 = 2,63$. Aus diesen Werten ist zu ersehen, daß die drastischste Erhöhung der Sauerstoffaffinität beobachtet wird, wenn Sauerstoff bereits von drei Hämgruppen gebunden ist. Im Zusammenhang mit der Affinitätssteigerung treten charakteristische Konformationsänderungen des Hämoglobinmoleküls auf; die Umwandlung der T- in die R-Konformation. PERUTZ (1970) interpretiert den Vorgang folgendermaßen: Wenn sich Sauerstoff mit Häm verbindet, werden die Salzbindungen aufgebrochen, die den Desoxyzustand (T-Konformation) des Hämoglobintetrameren stabilisieren (vgl. Abb. 4

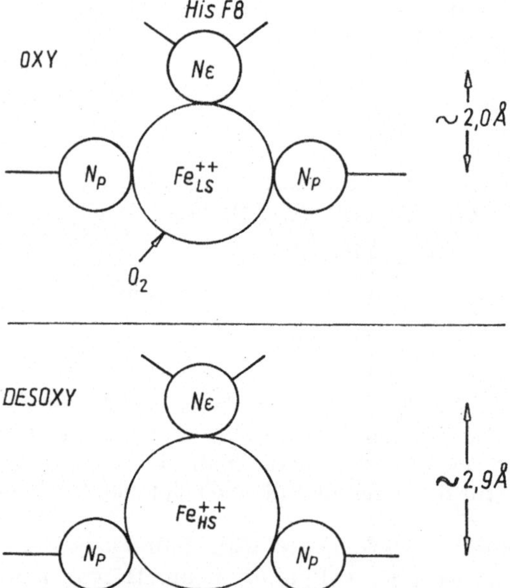

Abb. 7. Veränderungen im Bereich des Eisenatoms während der Sauerstoffbindung (Erklärung s. Text)
(aus WHITE 1977)

und 5). Ursachen dafür sind Veränderungen im Atomradius des Eisens.

Im Desoxyzustand ist der Atomradius größer und Eisen
befindet sich außerhalb der Ebene des Porphyrinringes.
Durch die Verbindung mit Sauerstoff wird der Atomradius kleiner und Eisen ist in der Lage, sich in die Ebene
des Porphyrinringes zu bewegen. Dabei legt es eine
Distanz von 0,9 Å zurück (Abb. 7). Da das Eisen mit dem
Histidin F8 der F-Helix covalent verbunden ist, wird die
F-Helix ebenfalls herangezogen. Eine Veränderung der
H-Helix ist die Folge davon, wobei die Position der terminalen Aminosäuren der H-Helices (α Arg, β His) ebenfalls
verändert werden (Abb. 8). Salzbrücken zwischen den
Globinketten können sich danach nicht mehr ausbilden
(vgl. Abb. 4). Somit zieht die Veränderung in der einen
Hämkonfiguration eine Störung in der Umgebung der
anderen Hämgruppen nach sich, die sich in einer vergrößerten Sauerstoffaffinität äußert. Vermutlich wird das

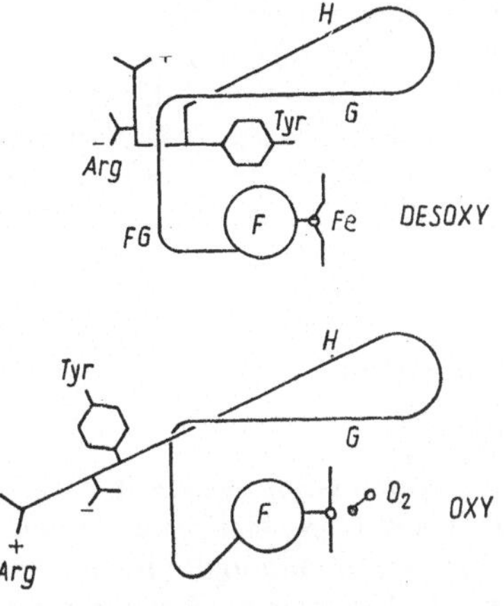

Abb. 8. Schematische Darstellung der sich bei Oxygenierung ergebenden Veränderungen der Helixabschnitte H und G und des C-terminalen Arginins
der α-Kette
(aus PERUTZ 1970)

erste Sauerstoffatom an eine α-Kette gebunden. In welcher Reihenfolge die weiteren Bindungen erfolgen, ist noch unklar.

Der gesamte Vorgang der Konformationsänderung des Hämoglobins vollzieht sich bei der Desoxygenierung in umgekehrter Richtung. Bei den Umwandlungsvorgängen der beiden Zustände spielt die $\alpha_1\beta_2$-Kontaktregion eine große Rolle (s. 2.5.). Veränderungen in dieser Region (Aminosäuresubstitutionen u. a.) haben daher einen großen Einfluß auf die Sauerstoffaffinität des Hämoglobins (Kap. 7).

3.1.2. *Einfluß physiologischer Faktoren auf die Sauerstoffaffinität*

Zu den physiologischen Faktoren, die das O_2-Bindungsvermögen des Hämoglobins beeinflussen, gehören vor allem CO_2, der pH-Wert (H^+), 2,3-Diphosphoglycerinsäure und die Temperatur. Alle drei Faktoren stabilisieren die Desoxyform des Hämoglobins; ihre Konzentration beeinflußt damit in charakteristischer Weise die O_2-Sättigungskurve (Abb. 9).

3.1.2.1. *2,3-Diphosphoglycerinsäure*

2,3-DPG wird bei der anaeroben Glykolyse in den Erythrozyten gebildet. Es ist in der Lage, sich in die Lücke zwischen den β-Ketten des Desoxyhämoglobins einzulagern (Abb. 10). Im Jahre 1971 gelang es, Kristalle von Desoxyhämoglobin mit eingelagertem 2,3-DPG mittels Röntgenstrukturanalysen zu untersuchen. Dabei wurden Bindungen des 2,3-DPG mit dem N-terminalen Valin

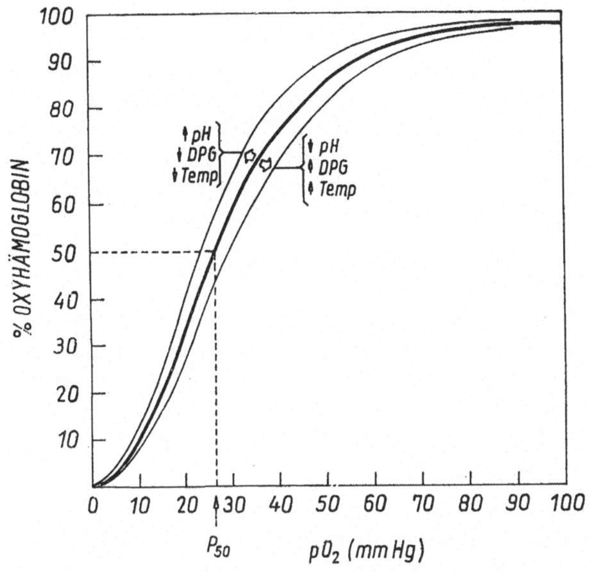

Abb. 9. Die Beeinflussung der Sauerstoffbindungskurve durch physiologische Faktoren
(aus BUNN et al. 1977)

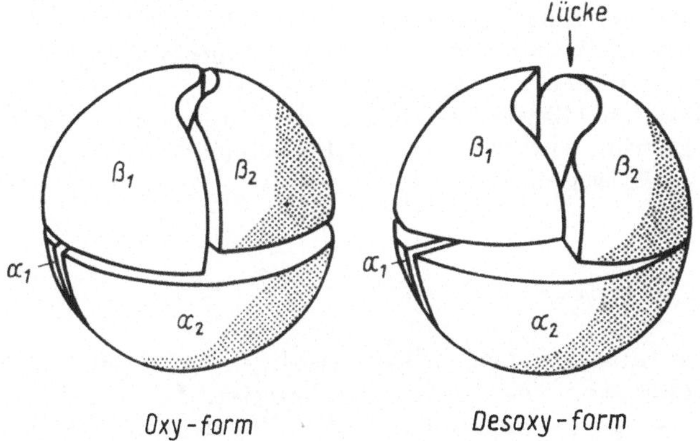

Abb. 10. Darstellung der sich bei der Desoxygenierung ergebenden Verschiebung zwischen den Globinmonomeren. Die Lücke zwischen β_1 und β_2 beträgt 7 Å und erlaubt die Einlagerung von 2,3-DPG.
(nach NORRINGTON aus WHITE 1977)

(β 1), dem β Histidin (2), dem β Lysin (82) und dem β Histidin (143) festgestellt. Durch die Einlagerung von 2,3-DPG und die Bindung an die β-Kette wird der Desoxyzustand stabilisiert. Die Bindung von 2,3-DPG an Hämoglobin kann vereinfacht durch folgende Reaktionsgleichung dargestellt werden:

$$Hb:DPG + 4\ O_2 \rightleftharpoons Hb(O_2)_4 + DPG\ .$$

Neben 2,3-DPG sind auch andere in den Erythrozyten vorkommende Phosphate in der Lage, die O_2-Affinität des Hämoglobins zu erniedrigen. Nach ihrer Wirksamkeit geordnet ergibt sich folgende Reihe:

2,3-DPG > ATP > ADP > AMP > Pyrophosphat > anorganisches Phosphat.

Obwohl ATP auch in großer Menge in den Erythrozyten vorliegt, spielt es diesbezüglich keine große Rolle, da es z. T. an Mg gebunden ist und dieser Komplex keine Verbindung mit Hämoglobin eingeht. Außerdem besitzt es eine bedeutend geringere Affinität zum Hämoglobin als 2,3-DPG.

Aus dem Bindungsverhalten des 2,3-DPG läßt sich die höhere O_2-Affinität von Hb F ($\alpha_2\gamma_2$) gegenüber Hb A ($\alpha_2\beta_2$) erklären. Da die γ-Ketten des Hb F kein Histidin in Position 143 wie die β-Ketten des Hb A besitzen (sondern Serin), wird weniger 2,3-DPG gebunden und die O_2-Affinität ist größer.

3.1.2.2. Bohr-Effekt

Bei ansteigendem CO_2-Partialdruck wird die O_2-Affinität von Hämoglobin herabgesetzt. Dabei spielen zwei Vorgänge eine Rolle: 1. die Bindung von CO_2 an Hämoglobin und 2. die damit verbundene Zunahme von Protonen. Der zweite Vorgang wird normalerweise als Bohr-Effekt bezeichnet.

Im Bereich von pH 7,4 bis pH 9,1 wird die O_2-Bindungskurve nach links verschoben (alkalischer Bohr-Effekt), bei pH-Werten unter pH 6 verschiebt sich die Kurve nach rechts (saurer Bohr-Effekt) (vgl. Abb. 9). Die Ursachen des sauren Bohr-Effektes sind noch nicht geklärt, vermutlich ist er von geringer physiologischer Bedeutung. Die Zunahme der O_2-Affinität mit steigendem pH-Wert findet ihre Erklärung in der stärkeren Acidität von Oxyhämoglobin gegenüber Desoxyhämoglobin.

Unter physiologischen Bedingungen werden bei der Oxygenierung von Hb 2,8 Protonen frei:

$$Hb:H + 4\,O_2 \rightleftharpoons Hb(O_2)_4 + 2{,}8\,H^+.$$

Durch Röntgenstrukturanalysen in Verbindung mit Experimenten mit chemisch modifizierten Hämoglobinen wurden die spezifischen Gruppen identifiziert, die die „Bohr-Protonen" freigeben. Im Desoxyhämoglobin ist der N-Terminus der einen α-Kette mit dem C-Terminus der anderen α-Kette durch Salzbrücken verbunden (vgl. Abb. 4). Bei der Oxygenierung werden diese Salzbrücken unter Protonenabgabe aufgebrochen. Auf diesen Prozeß gehen etwa 25% der beim alkalischen Bohr-Effekt auftretenden Protonen zurück. 50% stammen aus der aufgespaltenen Salzbindung zwischen dem positiv geladenen Imidazolring des β 146 Histidins und dem negativ geladenen Carboxylrest der β 94 Asparaginsäure innerhalb der β-Globinmonomere. Diese Salzbindungen gehören zu den wichtigsten, die die Desoxyform stabilisieren. Der Bohr-Effekt bedeutet insofern einen physiologischen Vorteil, als er den nicht mit O_2-beladenen Zustand fördert. Auf dem Gewebeniveau bewirkt das Sinken des pH-Wertes durch CO_2-Aufnahme eine Verringerung der Sauerstoffaffinität und bedingt dadurch die Sauerstoffabgabe. In den Lungen bewirkt die CO_2-Abgabe eine Zunahme des pH-Wertes und damit eine O_2-Aufnahme.

3.2.   *Kohlendioxidtransport*

Das aus dem Gewebe stammende CO_2 wird in den Erythrozyten sehr rasch durch die Wirkung der Carboanhydrase zu H_2CO_3 gebunden, das seinerseits in H^+ und HCO_3^- dissoziiert. Oxyhämoglobin gibt den Sauerstoff ab und das entstandene Desoxyhämoglobin kann die Protonen aufnehmen. Die Bicarbonate diffundieren zurück ins Plasma. Auf diesem Wege werden ca. 60% des CO_2 zur Lunge transportiert. Etwa 30% werden an das N-terminale Valin der vier Polypeptidketten unter Bildung von Carbaminohämoglobin gebunden und gelangen auf diese Weise zur Lunge.

In der Lunge läuft derselbe Prozeß in umgekehrter Richtung ab. Die Prozesse des CO_2-Transportes werden in Abb. 11 zusammenfassend dargestellt.

Gewebe	Blutplasma	Erythrozyten
$O_2 \leftarrow$		$O_2 + Hb\text{-}H \quad \leftarrow \quad HbO_2$
	$HCO_3^- \leftarrow$ 20/1	$HCO_3^- + H^+ \leftarrow$
$CO_2 \rightarrow$	$\rightarrow CO_2 \rightarrow$	$CO_2 + H_2O \xrightarrow[C.A.]{60\%} H_2CO_3$ $\overset{30\%}{CO_2} + Hb \longrightarrow Karbamino\text{-}Hb$
Lunge	Blutplasma	Erythrozyten
$O_2 \rightarrow$		$O_2 + Hb\text{-}H \longrightarrow HbO_2$
	$HCO_3^- \longrightarrow$	$HCO_3^- + H^+ \longrightarrow$
$CO_2 \leftarrow$	$CO_2 \leftarrow$	$CO_2 + H_2O \xleftarrow[C.A.]{} H_2CO_3$ $CO_2 + Hb \leftarrow Karbamino\text{-}Hb$ $\uparrow +O_2$ HbO_2

Abb. 11. CO_2-Transport (aus GOETZE 1977)   (C. A. = Carboanhydrase)

3.3.   Kohlenmonoxidbindung

CO kann wie O_2 reversibel an Hämoglobin binden, wenn sich Eisen im reduzierten Zustand (Ferroform, Fe^{++}) befindet. Seine Affinität zum Häm ist etwa 210mal größer als die von O_2. Sie beruht auf dem sehr langsamen Zerfall der Hb—CO-Bindung. Ist Hämoglobin partiell mit CO gesättigt, so erfolgt eine Affinitätssteigerung zum Sauerstoff (HALDANE-Effekt). Wie bei Methämoglobinämien, beruht die Toxidität des CO primär auf dieser zunehmenden O_2-Affinität.

Eine erhöhte Konzentration von Carboxyhämoglobin tritt nach Gasvergiftungen und bei Patienten mit starker Hämolyse oder ineffektiver Erythropoese auf (beim physiologischen Hämoglobinabbau findet eine CO-Freisetzung statt). Verschlechtertes optisches und zeitliches Empfinden wird bei Carboxyhämoglobin-Konzentrationen von 5% festgestellt. Bei Konzentrationen von 20% treten bereits Kopfschmerzen und Schlaffheit, bei 40 bis 60% Bewußtlosigkeit und Tod auf.

3.4.   Funktionelle Bedeutung der einzelnen Aminosäuren der α- und β-Globinketten

Aus der vorangegangenen Darstellung von Struktur und Funktion des Hämoglobins ergibt sich, daß die einzelnen am Aufbau der Polypeptidketten beteiligten Aminosäuren eine unterschiedliche Rolle für deren Funktion und Stabilität im Hämoglobintetrameren besitzen. Für die am Aufbau des Hb A ($\alpha_2\beta_2$) beteiligten α- und β-Ketten wird in Tab. 2 eine zusammenfassende Aufstellung über Position und funktionelle Bedeutung der einzelnen Aminosäuren dieser Sequenzen gegeben.

3*

Tabelle 2

Position und Funktion der einzelnen Aminosäuren der α- und β-Ketten des menschlichen Hämoglobins (aus KOHNE 1976)
(B = Bindung, HB = Wasserstoffbrücke, Innere Kavität = am Aufbau der Inneren Kavität beteiligt, MI = zum Molekül-Inneren gerichtet, MO = zur Molekül-Oberfläche gerichtet, Mobilität = Am Übergang der Desoxykonformation in die Oxykonformation beteiligt, Oberflächentasche oder SC = am Aufbau der Oberflächentasche beteiligt, SB = Salzbrücke, Zentrale Kavität = am Aufbau der zentralen Kavität beteiligt.)

| α-Kette | | | | | | β-Kette |
Lokalisation-Funktion	AS	Sequenz Nr.	Helikale Position	Sequenz Nr.	AS	Lokalisation-Funktion
Zentrale Kavität. α-α-Kontakt. Desoxy Hb: SB zu α COOH Arg. B zu 141 der gleichen α-Kette. Bohr-Effekt. Kooperativität.	Val	1	NA 1	1	Val	Innere Kavität. DPG-B. OxyHb: SB zu His HC 3. B zu 146 der gleichen β-Kette
Zentrale Kavität R zum MI	Leu	2	NA 2	2	His	Innere Kavität. DPG-B.
	—	—	NA 3	3	Leu	Oberflächentasche
MO	Ser	3	A 1	4	Thr	MO
MO	Pro	4	A 2	5	Pro	MO
MO	Ala	5	A 3	6	Glu	MO
MO. SB zu Lys 127 der gleichen α-Kette	Asp	6	A 4	7	Glu	MO
	Lys	7	A 5	8	Lys	MO. DesoxyHb: SB zu Asp 79 der gleichen β-Kette
MO	Thr	8	A 6	9	Ser	MO
MO	Asn	9	A 7	10	Ala	MO
MI	Val	10	A 8	11	Val	MI
MO	Lys	11	A 9	12	Thr	OT
MO	Ala	12	A 10	13	Ala	MO

MI	Ala	13	A 11	14	Leu	Oberflächentasche
MI zwischen Helices A und E	Try	14	A 12	15	Try	MI zwischen Helices A u. E
MO	Gly	15	A 13	16	Gly	MO
MO	Lys	16	A 14	17	Lys	MO. SB zu Glu 121 der gleichen β-Kette
MI	Val	17	A 15	18	Val	MI
MO	Gly	18	A 16	—	—	
MO	Ala	19	AB 1	—	—	
MO. SB zu Glu (23) derselben α-Kette	His	20	B 1	19	Asn	MO
MO	Ala	21	B 2	20	Val	MO
MO	Gly	22	B 3	21	Asp	MO. SB zu Lys 61 der gleichen β-Kette
MO. SB zum His der gleichen α-Kette	Glu	23	B 4	22	Glu	MO
Ringbildung. nach MI gerichtete OH-Gruppe	Tyr	24	B 5	23	Val	MI
MI	Gly	25	B 6	24	Gly	MI
MO	Ala	26	B 7	25	Gly	MO
MO	Glu	27	B 8	26	Glu	MO. SB zu His 116 der gleichen β-Kette
MI	Ala	28	B 9	27	Ala	MI
MI	Leu	29	B 10	28	Leu	MI
$\alpha_1\beta_1$-Kontakt SB zu His 50 der gleichen α-Kette	Glu	30	B 11	29	Gly	MI
$\alpha_1\beta_1$-Kontakt	Arg	31	B 12	30	Arg	$\alpha_1\beta_1$-Kontakt
MI. Häm-Kontakt	Met	32	B 13	31	Leu	MI. Häm-Kontakt
MI	Phe	33	B 14	32	Leu	MI
MO. $\alpha_1\beta_1$-Kontakt	Leu	34	B 15	33	Val	Oberflächentasche $\alpha_1\beta_1$-Kontakt

Tabelle 2 (Fortsetzung)

| α-Kette | | | | β-Kette | | |
Lokalisation-Funktion	AS	Sequenz Nr.	Helikale Position	Sequenz Nr.	AS	Lokalisation-Funktion
MI. $\alpha_1\beta_1$-Kontakt	Ser	35	B 16	34	Val	Oberflächentasche $\alpha_1\beta_1$-Kontakt
MI. $\alpha_1\beta_1$-Kontakt	Phe	36	C 1	35	Tyr	$\alpha_1\beta_1$-Kontakt
MO. $\alpha_1\beta_2$-Kontakt	Pro	37	C 2	36	Pro	MO. OxyHb: $\alpha_1\beta_2$-Kontakt
MO. $\alpha_1\beta_2$-Kontakt	Thr	38	C 3	37	Try	MI. $\alpha_1\beta_2$-Kontakt
Häm-Kontakt	Thr	39	C 4	38	Thr	MI. Häm-Kontakt
MO. DesoxyHb: $\alpha_1\beta_2$-Kontakt						MO. OxyHb:
Kooperativität	Lys	40	C 5	39	Gln	$\alpha_1\beta_2$-Kontakt
MO. $\alpha_1\beta_2$-Kontakt	Thr	41	C 6	40	Arg	MO. $\alpha_1\beta_2$-Kontakt
KA. R : MI $\alpha_1\beta_2$-Kontakt	Tyr	42	C 7	41	Phe	Oberflächentasche
Häm-Kontakt						Häm-Kontakt
HB zu Phe 98 der gleichen α-Kette						
KA. R = MI, Häm-Kontakt	Phe	43	CD 1	42	Phe	Oberflächentasche Häm-Kontakt
MO. DesoxyHb: $\alpha_1\beta_2$-Kontakt	Pro	44	CD 2	43	Glu	MO
MO. Häm-Kontakt	His	45	CD 3	44	Ser	MO. Häm-Kontakt
MO. Häm-Kontakt	Phe	46	CD 4	45	Phe	MCE. R : MI. Häm-Kontakt
MO	Asp	47	CD 5	46	Gly	MO
SC	Leu	48	CD 6	47	Asp	MO
MO	Ser	49	CD 7	48	Leu	Oberflächentasche
MO. SB zu Glu 30 derselben α-Kette	His	50	CD 8	49	Ser	MO.
MO	Gly	51	CD 9	—	—	—

			Lage	Nr	AS	Bedeutung
			D 1	50	Thr	MO
			D 2	51	Pro	MO. $\alpha_1\beta_1$-Kontakt
			D 3	52	Asp	MO
			D 4	53	Ala	MO
			D 5	54	Val	MI
			D 6	55	Met	MO. $\alpha_1\beta_1$-Kontakt
			D 7	56	Gly	MO
MO	Ser	52	D 8	57	Asn	MO
MO	Ala	53	E 2	58	Pro	MO
MO	Glu	54	E 3	59	Lys	MO
MI	Val	55	E 4	60	Val	MI
MO	Lys	56	E 5	61	Lys	MO. SB zu Asp 21 der gleichen β-Kette
MO	Gly	57	E 6	62	Ala	MO
MO. Häm-Kontakt (= distales His)	His	58	E 7	63	His	SC, Häm-Kontakt (= distales His)
MI	Gly	59	E 8	64	Gly	MI
MO	Lys	60	E 9	65	Lys	MO
MO	Val	61	E 10	66	Lys	MO? Häm-Kontakt
MI	Lys	62	E 11	67	Val	MI Häm-Kontakt
Oberflächentasche	Ala	63	E 12	68	Leu	MI
MO	Asp	64	E 13	69	Gly	MO
MO	Ala	65	E 14	70	Ala	MO Häm-Kontakt
MI	Leu	66	E 15	71	Phe	MI Häm-Kontakt
MO	Thr	67	E 16	72	Ser	MO
MO	Asn	68	E 17	73	Asp	MO
MI	Ala	69	E 18	74	Gly	MO
SC	Val	70	E 19	75	Leu	MI

Tabelle 2 (Fortsetzung)

| α-Kette | | | | β-Kette | | |
Lokalisation-Funktion	AS	Sequenz Nr.	Helikale Position	Sequenz Nr.	AS	Lokalisation-Funktion
MO	Ala	71	E 20	76	Ala	MO
MO	His	72	EF 1	77	His	MO
SC	Val	73	EF 2	78	Leu	MI
MO	Asp	74	EF 3	79	Asp	MO, DesoxyHb: SB zu Lys (8) der gleichen β-Kette
MO	Asp	75	EF 4	80	Asn	MO
MI	Met	76	EF 5	81	Leu	MI
MO	Pro	77	EF 6	82	Lys	Öffnung der zentralen Kavität
MO	Asn	78	EF 7	83	Gly	MO, DPG-Bindung
MO	Ala	79	EF 8	84	Thr	MO
Oberflächentasche	Leu	80	F 1	85	Phe	MI
MO	Ser	81	F 2	86	Ala	MO
MO	Ala	82	F 3	87	Thr	MO
SC. Häm-Kontakt	Leu	83	F 4	88	Leu	Oberflächentasche Häm-Kontakt
MI	Ser	84	F 5	89	Ser	MI
MO	Asp	85	F 6	90	Glu	MO
MO. Häm-Kontakt	Leu	86	F 7	91	Leu	SC. Häm-Kontakt
MI. Häm-Kontakt (= proximales Histidin)	His	87	F 8	92	His	Häm-Kontakt (= proximales Histidin)
Oberflächentasche	Ala	88	F 9	93	Cys	MO. reaktive SH-Gruppe
MO	His	89	FG 1	94	Asp	MO. DesoxyHb: SB zu His 146 der gleichen β-Kette. Bohr-Effekt

Bedeutung (α-Kette)	AS	Nr.		Nr.	AS	Bedeutung (β-Kette)
MO	Lys	90	FG 2	95	Lys	MO
MO. OxyHb: $\alpha_1\beta_2$-Kontakt	Leu	91	FG 3	96	Leu	SC-Häm-Kontakt
MO $\alpha_1\beta_2$-Kontakt	Arg	92	FG 4	97	His	MO. $\alpha_1\beta_2$-Kontakt
MI. Häm-Kontakt OxyHb: $\alpha_1\beta_1$-Kontakt DesoxyHb: Hb zu Tyr 140 derselben α-Kette	Val	93	FG 5	98	Val	MI: Häm-Kontakt $\alpha_1\beta_2$-Kontakt DesoxyHb: Hb zu 145 derselben β-Kette $\alpha_1\beta_2$-Kontakt
Zentrale Kavität OxyHb: $\alpha_1\beta_2$-Kontakt	Asp	94	G 1	99	Asp	HB zu Glu101 derselben β-Kette zur inneren Kavität gerichtet
Zentrale Kavität $\alpha_1\beta_2$-Kontakt	Pro	95	G 2	100	Pro	
Zentrale Kavität	Val	96	G 3	101	Glu	DesoxyHb: $\alpha_1\beta_2$-Kontakt FIC. $\alpha_1\beta_2$-Kontakt, HB zu Asp G 9 der gleichen β-Kette
Häm-Kontakt	Asn	97	G 4	102	Asn	Häm-Kontakt OxyHb: $\alpha_1\beta_2$-Kontakt
Häm-Kontakt, HB zu Tyr 42 der gleichen α-Kette	Phe	98	G 5	103	Phe	MI. Häm-Kontakt
Zentrale Kavität	Lys	99	G 6	104	Arg	Zentrale Kavität
SC. Zentrale Kavität	Leu	100	G 7	105	Leu	Innere Kavität Oberflächentasche
MI. Häm-Kontakt	Leu	101	G 8	106	Leu	MI. Häm-Kontakt
Zentrale Kavität	Ser	102	G 9	107	Gly	MI
Zentrale Kavität $\alpha_1\beta_2$-Kontakt	His	103	G 10	108	Asn	Innere Kavität $\alpha_1\beta_1$-Kontakt
MI. $\alpha_1\beta_1$-Kontakt	Cys	104	G 11	109	Val	MI benachbart zu $\alpha_1\beta_1$-Kontakt
MI	Leu	105	G 12	110	Leu	MI
MI. $\alpha_1\beta_1$-Kontakt	Leu	106	G 13	111	Val	MI
MI. $\alpha_1\beta_1$-Kontakt	Val	107	G 14	112	Cys	MI. $\alpha_1\beta_1$-Kontakt

Tabelle 2 (Fortsetzung)

| α-Kette | | | | | | β-Kette |
Lokalisation-Funktion	AS	Sequenz Nr.	Helikale Position	Sequenz Nr.	AS	Lokalisation-Funktion
MI	Thr	108	G 15	113	Val	MI
MI	Leu	109	G 16	114	Leu	MI
MI	Ala	110	G 17	115	Ala	MI. $\alpha_1\beta_1$-Kontakt
Oberflächentasche $\alpha_1\beta_1$-Kontakt	Ala	111	G 18	116	His	SC. $\alpha_1\beta_1$-Kontakt SB zu Glu 26 der gleichen β-Kette
MO	His	112	G 19	117	His	MO
SC	Leu	113	GH 1	118	Phe	SC
MO. $\alpha_1\beta_1$-Kontakt	Pro	114	GH 2	119	Gly	MO. $\alpha_1\beta_1$-Kontakt
MO	Ala	115	GH 3	120	Lys	MO
MO	Glu	116	GH 4	121	Glu	MO. SB zu Lys 17 derselben β-Kette
MI. $\alpha_1\beta_1$-Kontakt	Phe	117	GH5	122	Phe	MI. $\alpha_1\beta_1$-Kontakt
MO	Thr	118	H 1	123	Thr	MO. $\alpha_1\beta_1$-Kontakt
MO	Pro	119	H 2	124	Pro	MO. $\alpha_1\beta_1$-Kontakt
MO	Ala	120	H 3	125	Pro	MO. $\alpha_1\beta_1$-Kontakt
Oberflächentasche	Val	121	H 4	126	Val	Oberflächentasche
MI. $\alpha_1\beta_1$-Kontakt? Bohr-Effekt	His	122	H 5	127	Gln	MI. $\alpha_1\beta_1$-Kontakt
MO. $\alpha_1\beta_1$-Kontakt	Ala	123	H 6	128	Ala	MI. $\alpha_1\beta_1$-Kontakt
Oberflächentasche	Ser	124	H 7	129	Ala	Oberflächentasche
MI	Leu	125	H 8	130	Tyr	MI
Zentrale Kavität. $\alpha_1\beta_1$-Kontakt Kooperativität. Bohr-Effekt	Asp	126	H 9	131	Gln	MI. $\alpha_1\beta_1$-Kontakt

α-Bedeutung	α-AS	α-Nr.	Position	β-Nr.	β-AS	β-Bedeutung
DesoxyHb: SB zu Arg 141 der anderen α-Kette Zentrale Kavität SB zu Asp 6 derselben α-Kette, DesoxyHb: SB zu COOH Arg 141 der anderen α-Kette	Lys	127	H 10	132	Lys	Oberflächentasche zwischen den β-Ketten
MI	Phe	128	H 11	133	Val	MI
MI. Häm-Kontakt	Leu	129	H 12	134	Val	MI
Zentrale Kavität	Ala	130	H 13	135	Ala	Zentrale Kavität
Zentrale Kavität	Ser	131	H 14	136	Gly	Zentrale Kavität
MI. Häm-Kontakt	Val	132	H 15	137	Val	MI. Häm-Kontakt
Zentrale Kavität	Ser	133	H 16	138	Ala	Zentrale Kavität
Zentrale Kavität	Thr	134	H 17	139	Asn	Zentrale Kavität
Oberflächentasche. Zentrale Kavität	Val	135	H 18	140	Ala	Zentrale Kavität
MI. Häm-Kontakt	Leu	136	H 19	141	Leu	MI. Häm-Kontakt
Zentrale Kavität	Thr	137	H 20	142	Ala	Zentrale Kavität
Zentrale Kavität	Ser	138	H 21	143	His	Zentrale Kavität DPG-Bindung
MO	Lys	139	HC 1	144	Lys	MO
DesoxyHb: Hb zu Val 93 derselben α-Kette OxyHb: Mobilität. Kooperativität.	Tyr	140	HC 2	145	Tyr	DesoxyHb zu Val 98 derselben β-Kette OxyHb: Mobilität. Kooperativität.
MO. DesoxyHb: SB's zu Asp 126, Lys 127 und α NH$_2$ Val 1 der anderen α-Kette. OxyHb: Mobilität. Bohr-Effekt.	Arg	141	HC 3	146	His	α$_1$β$_2$-Kontakt. DesoxyHb: SB's zu Lys 40 der α-Kette und Asp 94 derselben β-Kette V. d. W. zu Pro 37 α OxyHb: Mobilität. SB zu Val 1 der anderen β-Kette. Bohr-Effekt. Kooperativität.

4. Strukturvarianten des Hämoglobins

Die Primärstruktur eines Polypeptids wird durch die Nukleotidsequenz des zugrunde liegenden Gens determiniert, wobei jeweils ein Triplett (Codon) eine Aminosäure codiert (Abb. 12). Veränderungen in der Nukleotidsequenz werden sich, soweit sie nicht durch verschiedene Reparaturprozesse beseitigt werden, als Genmutationen manifestieren. Wird durch eine solche Mutation die Primärstruktur des codierten Polypeptids verändert, entstehen entsprechende Strukturvarianten.

Das erste anomale Hämoglobin entdeckten HÖRNLEIN und WEBER 1948 (später als Hb M Saskatoon bezeichnet); ein Jahr danach wurde das Sichelzellhämoglobin Hb S von PAULING und Mitarbeiter beschrieben. Seitdem sind bisher mehr als 300 Hämoglobinvarianten aufgeklärt worden.

Zweite Base

Erste Base	U	C	A	G	Dritte Base
U	UUU, UUC } Phe UUA, UUG } Leu	UCU, UCC, UCA, UCG } Ser	UAU, UAC } Tyr UAA ochre UAG amber	UGU, UGC } Cys UGA opal UGG Try	U C A G
C	CUU, CUC, CUA, CUG } Leu	CCU, CCC, CCA, CCG } Pro	CAU, CAC } His CAA, CAG } Gln	CGU, CGC, CGA, CGG } Arg	U C A G
A	AUU, AUC } Ile AUA AUG Met	ACU, ACC, ACA, ACG } Thr	AAU, AAC } Asn AAA, AAG } Lys	AGU, AGC } Ser AGA, AGG } Arg	U C A G
G	GUU, GUC, GUA, GUG } Val	GCU, GCC, GCA, GCG } Ala	GAU, GAC } Asp GAA, GAG } Glu	GGU, GGC, GGA, GGG } Gly	U C A G

Abb. 12. Codetabelle

Ausgehend von verschiedenen Typen von Genmutationen werden im vorliegenden Kapitel aus den Veränderungen der Aminosäuresequenzen von Hämoglobinvarianten Rückschlüsse auf die zugrunde liegenden Mutationen innerhalb des Gens (intragenische Mutationen) und auf Mutationen zwischen benachbarten Genen (intergenische Mutationen) gezogen.

4.1.   Genmutationen und ihre molekularen Konsequenzen für das Polypeptid

Genmutationen sind erbliche Veränderungen in einem Gen, durch die neue Zustandsformen des Gens, neue Allele, entstehen. Je nach der Veränderung in der Polynukleotidsequenz des Gens unterscheidet man folgende Typen von Genmutationen: Basenpaarsubstitutionen, Frameshift-Mutationen (Rastermutationen) und intragenische Segmentmutationen.

Werden bei Basenpaaraustauschen Pyrimidine durch andere Pyrimidine oder Purine durch andere Purine substituiert, so spricht man von Transitionen. Bei Transversionen werden Pyrimidine durch Purine oder umgekehrt ausgetauscht. Damit ergeben sich die in Abb. 13 dargestellten Möglichkeiten von Basenpaarsubstitutionen.

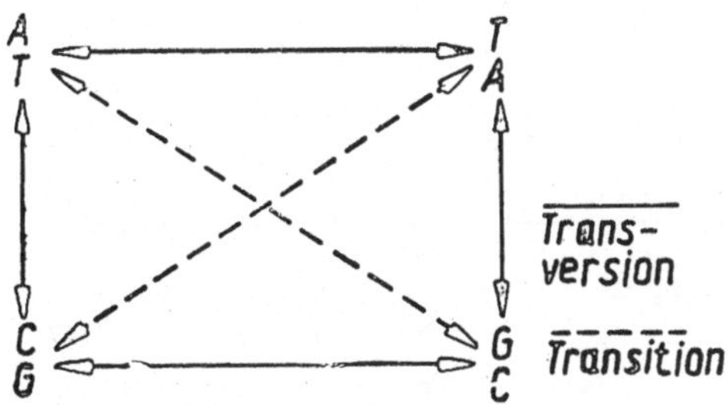

Abb. 13. Möglichkeiten für Basenpaaraustausche

Zu Frameshift-Mutationen kommt es durch Verlust oder Einschub von Basen in die Polynukleotidsequenz der DNA. Über die Entstehung von Rastermutationen gibt es bisher verschiedene Hypothesen, die durch Reparaturfehler, Replikationsfehler oder nicht homologes intragenisches Crossing over die Rasterverschiebung zu erklären versuchen.

Unter intragenischen Segmentmutationen versteht man mutative Veränderungen größerer DNA-Abschnitte innerhalb eines Gens. Am häufigsten kommt es zu intragenischen Deletionen; intragenische Additionen wurden bisher seltener nachgewiesen.

Basenpaarsubstitutionen können verschiedene Folgen für ein Aminosäure-codierendes Triplett haben (Abb. 14). Da die meisten Aminosäuren von mehreren Synonymcodonen codiert werden, kann durch eine Basenpaarsubstitution ein solches Synonymcodon entstehen, das ohne Folgen für die Aminosäuresequenz bleibt (silent mutation). In den meisten Fällen wird jedoch durch den Basenpaaraustausch das betreffende Codon so verändert, daß der Einbau einer anderen Aminosäure erfolgt. Je

		Mutationsereignis:			
		Transition	Trans-version	Trans-version	Trans-version
Triplett im codogenen DNA-Strang	CTC	CTT	CGC	CAC	ATC
mRNA	GAG	GAA	GCG	GUG	UAG (amber)
Aminosäure	Glu	Glu	Ala	Val	—
Phänotyp	Wildtyp	silent	sense	missense	nonsense
			Mutante		
	Hb A	Hb A	Hb G Makassar	Hb S	bisher unbekannt

Abb. 14. Konsequenzen verschiedener Basenpaarsubstitutionen am Beispiel des Glutaminsäure-spezifischen Codons (GAG) in Position 6 der β-Kette des menschlichen Hämoglobins

nach der chemisch strukturellen Ähnlichkeit oder Verschiedenheit der neuen Aminosäure zur ursprünglichen können die Polypeptide mehr oder weniger starke Abwandlungen ihrer biologischen Aktivität erfahren. Bleibt die biologische Aktivität durch die substituierte Aminosäure unverändert, bezeichnet man die zugrunde liegende Mutation als „sense mutation". Wird die biologische Aktivität des vollständigen Polypeptids durch die Aminosäuresubstitution vermindert oder vollständig aufgehoben, dann spricht man von einer „missense mutation". Führt der Basenpaaraustausch dazu, daß aus einem Aminosäurecodon ein Terminationscodon (UAA ochre, UAG amber, UGA opal) entsteht, so wird die Translation vorzeitig abgebrochen, und es entsteht ein unvollständiges Polypeptid. Dieser Veränderung liegt somit eine „nonsense mutation" zugrunde.

Durch Ausfall oder Einschub eines Nukleotids oder mehrerer Nukleotide wird der Ableseraster der genetischen Information verschoben, so daß ein in der Aminosäuresequenz verändertes Genprodukt gebildet wird (frameshift mutation). In Abhängigkeit von der Anzahl der eingeschobenen, ausgelassenen oder eingeschobenen und ausgelassenen Nukleotide können Mutanten mit mehr oder weniger großen Unterschieden zum normalen Phänotyp (Wildtyp) entstehen. Die Folgen von intragenischen Segmentmutationen können, abhängig von der Länge und der biologischen Bedeutung des betroffenen Abschnittes der Polypeptidkette, sehr verschieden sein.

4.2. *Hämoglobinvarianten der verschiedenen Polypeptidketten*

Die normale α-Kette des menschlichen Hämoglobins besteht aus 141 Aminosäuren, die β, γ, und δ-Kette aus 146. Die Polynukleotidketten, die diese Sequenzen codieren, bestehen demzufolge aus 423 (141 $\times$ 3) bzw. 438 (146 $\times$ 3) Nukleotiden.

Tabelle 3
Die durch Aminosäuresubstitutionen in der α-Kette entstandenen
Hämoglobinvarianten
(aus BUNN, FORGET, RANNEY 1977, ergänzt)

Aminosäureposition (Helixnummer)	Aminosäuresubstitution	Bezeichnung der Hb-Variante	Eigenschaften
5(A3)	Ala→Asp	Hb J-Toronto	
6(A4)	Asp→Ala	Hb Sawara	
11(A9)	Lys→Glu	Hb Anantharaj	
12(A10)	Ala→Asp	Hb J-Paris-I, J-Aljezur	
15(A13)	Gly→Asp	Hb I-Interlaken, J-Oxford, N-Cosenza	
	Gly→Arg	Hb Ottawa, Siam	
16(A14)	Lys→Glu	Hb I, I-Philadelphia, I-Texas, I-Burlington, I-Skamania	
18(A16)	Gly→Arg	Hb Handsworth	
19(A17)	Ala→Asp	Hb J Kurosh	
21(B2)	Ala→Asp	Hb J-Nyanza	
22(B3)	Gly→Asp	Hb J-Medellin	
23(B4)	Glu→Gln	Hb Memphis	
	Glu→Lys	Hb Chad	
	Glu→Val	Hb C-Audhali	
26(H9)	Asp→Asn	Hb Tarrant	↑ O_2-Affinität
27(B8)	Glu→Gly	Hb Fort Worth	
	Glu→Val	Hb Spanish Town	
29(B10)	Leu→Val	Hb Lapin	
30(B11)	Glu→Lys	Hb O-Padova	
	Glu→Gln	Hb G-Honolulu, G-Singapore, G-Chinese, G-Hong Kong	
43(CE1)	Phe→Val	Hb Torino	instabil, ↓ O_2-Affinität
	Phe→Leu	Hb Hirosaki	
	Phe→Ser	—	instabil
45(CD3)	His→Arg	Hb Fort de France	
47(CE5)	Asp→Gly	Hb L-Ferrara, Umi, Kokura, Michigan-I, Michigan-II, Yukuhashi-II, L-Gaslini, Tagawa-II, Beilinson, Mugino	
	Asp→His	Hb Hasharon, Sinai, Sealy	instabil
	Asp→Asn	Hb Arya	leicht instabil
48(CE6)	Leu→Arg	Hb Montgomery	
50(CE8)	His→Asp	Hb J-Sardegna	

Tabelle 3 (Fortsetzung)

Aminosäure-position (Helix-nummer)	Aminosäure-substitution	Bezeichnung der Hb-Variante	Eigenschaften
51(CE9)	Gly→Asp	Hb J-Abidjan	
	Gly→Arg	Hb Russ	
53(E2)	Ala→Asp	Hb J-Rovigo	instabil
54(E3)	Gln→Arg	Hb Shimonoseki	
	Gln→Glu	Hb J-Mexico, J-Paris-II, Uppsala	
57(E6)	Gly→Arg	Hb L-Persian Gulf	
	Gly→Asp	Hb J-Norfolk, Kagoshima, Nishik-I, II, III	
58(E7)	His→Tyr	Hb M-Boston, M-Osaka, M-Gothenburg, M-Kiskunhalos	Ferri-Hb, ↓ O_2-Affinität
60(E9)	Lys→Asn	Hb Zambia	
61(E10)	Lys→Asn	Hb J-Buda	↓ O_2-Affinität
64(E13)	Asp→Asn	Hb G-Waimanalo, Hb-Aida	
	Asp→His	Hb Q-India	
	Asp→Tyr	Hb Perspolis	
68(E17)	Asn→Asp	Hb Ube-2	
	Asn→Lys	Hb G-Philadelphia, G-Knoxville-II, Stanleyville-I, G-Bristol, G-Uzuakoli, D-Baltimore, D-Washington, D-St. Louis	
71(E20)	Ala→Glu	Hb J-Habana	
72(EF1)	His→Arg	Hb Daneshghah-Teheran	
74(EF3)	Asp→His	Hb Mahidol, G-Taichung, Q-Thailand	
	Asp→Asn	Hb G-Pest	
	Asp→Gly	Hb Chapel Hill	↑ O_2-Affinität
75(EF4)	Asp→His	Hb Q-Iran	
	Asp→Tyr	Hb Winnipeg	
78(EF7)	Asn→Lys	Hb Stanleyville-II	
80(F1)	Leu→Arg	Hb Ann Arbor	instabil
84(F5)	Ser→Arg	Hb Etobicoke	instabil
85(F6)	Asp→Asn	Hb G-Norfolk	↑ O_2-Affinität
	Asp→Tyr	Hb Atago	
	Asp→Val	Hb Inkster	
87(F8)	His→Tyr	Hb M-Iwate, M-Kankakee, M-Oldenburg	Ferri-Hb, ↓ O_2-Affinität
90(FG2)	Lys→Asn	Hb J-Broussais, Tagawa-I	

Tabelle 3 (Fortsetzung)

Aminosäure-position (Helix-nummer)	Aminosäure-substitution	Bezeichnung der Hb-Variante	Eigenschaften
90(FG2)	Lys→Thr	Hb J-Rajappen	
92(FG4)	Arg→Gln	Hb J-Cape Town	↑ O_2-Affinität
	Arg→Leu	Hb Chesapeake	↑ O_2-Affinität
94(G1)	Asp→Tyr	Hb Setif	instabil
	Asp→Asn	Hb Titusville	↓ O_2-Affinität
95(G2)	Pro→Leu	Hb G-Georgia	↑ Dissoziation
	Pro→Ser	Hb Rampa	↑ Dissoziation
	Pro→Ala	Hb Denmark Hill	↑ O_2-Affinität
	Pro→Arg	Hb St. Lukes	↑ Dissoziation
102(G9)	Ser→Arg	Hb Manitoba	
112(G19)	His→Gln	Hb Dakar°	instabil
	His→Asp	Hb Hopkins-2	instabil, ↑ O_2-Affinität
	His→Arg	Hb Strumica, Serbia	
114(GH2)	Pro→Arg	Hb Chiapas	
115(GH3)	Ala→Asp	Hb J-Tongariki	
116(GH4)	Glu→Lys	Hb O-Indonesia, Buginese-X, Oliviere	
118(H1)	Thr→Gly	Hb Hopkins-2-II	
120(H3)	Ala→Glu	Hb J-Meerut (J-Birmingham)	
127(H10)	Lys→Thr	Hb St. Claude	
136(H19)	Leu→Pro	Hb Bibba	instabil, ↑ Dissoziation
141(HC3)	Arg→Pro	Hb Singapore	
	Arg→His	Hb Suresnes	↑ O_2-Affinität, ↓ Bohr

Tabelle 4
Die durch Aminosäuresubstitutionen in der β-Kette entstandenen Hämoglobinvarianten
(aus BUNN, FORGET, RANNEY 1977, ergänzt)

Aminosäure-position (Helix-nummer)	Aminosäure-substitution	Bezeichnung der Hb-Variante	Eigenschaften
1(NA1)	Val→Ala	Hb Raleigh	
2(NA1)	His→Arg	Hb Deer Lodge	
6(A3)	Glu→Val	Hb S	Sicheln
	Glu→Lys	Hb C	
	Glu→Ala	Hb G-Makassar	

Tabelle 4 (Fortsetzung)

Aminosäure-position (Helix-nummer)	Aminosäure-substitution	Bezeichnung der Hb-Variante	Eigenschaften
7(A4)	Glu→Gly	Hb G-San Jose	
	Glu→Lys	Hb C-Siriraj, Hb G Honan	
9(A6)	Ser→Cys	Hb Porto Alegre	Polymerisation
10(A7)	Ala→Asp	Hb Ankara	
14(A11)	Leu→Arg	Hb Sögn	instabil
	Leu→Pro	Hb Saki	instabil
15(A12)	Trp→Arg	Hb Belfast	instabil
16(A13)	Gly→Asp	Hb J-Baltimore, J-Trinidad, J-Ireland, J-Georgia	
	Gly→Arg	Hb D-Bushman	
17(A14)	Lys→Glu	Hb Nagasaki	
19(B1)	Asn→Lys	Hb D-Ouled Rabah	
20(B2)	Val→Met	Hb Olympia	↑ O_2-Affinität
	Val→Asp	Hb Strasbourg	instabil
22(B4)	Glu→Lys	Hb E-Saskatoon	
	Glu→Gly	Hb G-Taipei	
	Glu→Ala	Hb G-Saskatoon, Hsin Chu, G-Coushatta, G-Taegu	
	Glu→Gln	Hb D-Iran	
24(B6)	Gly→Arg	Hb Riverdale-Bronx	instabil
	Gly→Val	Hb Savannah	instabil
	Gly→Asp	Hb Moscva	instabil, ↓ O_2-Affinität
25(B7)	Gly→Arg	Hb G-Tawian-Ami	
26(B8)	Glu→Lys	Hb E, Hb E Karlsruhe	
	Glu→Val	Hb Henri Mondor	instabil
27(B9)	Ala→Asp	Hb Volga, Drenthe	instabil
28(B10)	Leu→Gln	Hb St. Louis	instabil, Ferri-Hb
	Leu→Pro	Hb Genova	instabil, ↑ O_2-Affinität
30(B12)	Arg→Ser	Hb Tacoma	instabil, ↓ Bohr, O_2-Affinität normal
32(B14)	Leu→Pro	Hb Perth, Abraham Lincoln	instabil
	Leu→Arg	Hb Castilla	instabil
35(C1)	Tyr→Phe	Hb Philly	instabil
37(C3)	Trp→Ser	Hb Hirose	↑ O_2-Affinität
39(C5)	Gln→Lys	Hb Alabama	
40(C6)	Arg→Lys	Hb Athens-Georgia	↑ O_2-Affinität
	Arg→Ser	Hb Austin	
41(C7)	Phe→Tyr	Hb Mequon	instabil
42(CDI)	Phe→Ser	Hb Hammersmith, Chiba	instabil, ↓ O_2-Affinität

4*

Tabelle 4 (Fortsetzung)

Aminosäure-position (Helix-nummer)	Aminosäure-substitution	Bezeichnung der Hb-Variante	Eigenschaften
42(CD1)	Phe→Leu	Hb Louisville, Bucuresti	instabil, ↓ O_2-Affinität
43(CD2)	Glu→Ala	Hb G-Galveston, G-Port Arthur, G-Texas	
46(CD5)	Gly→Glu	Hb K-Ibadan	
47(CD6)	Asp→Asn	Hb G-Copenhagen	
48(CD7)	Leu→Arg	Hb Okaloosa	instabil, ↓ O_2-Affinität
50(D1)	Thr→Lys	Hb Edmonton	
51(D2)	Pro→Arg	Hb Willamette	instabil, ↑ O_2-Affinität
52(D3)	Asp→Asn	Hb Osu-Christiansborg	
	Asp→Ala	Hb Ocho-Rios	
56(D7)	Gly→Asp	Hb J-Bangkok, J-Meinung, J-Korat, J-Manado	
	Gly→Arg	Hb Hamadan	
57(E1)	Asn→Lys	Hb G-Ferrara	
58(E2)	Pro→Arg	Hb Yukuhashi, Dhofar	
59(E3)	Lys→Glu	Hb I-High Wycombe	
	Lys→Thr	Hb J-Kaohsiung, J-Honolulu	
61(E5)	Lys→Glu	Hb N-Seattle	
	Lys→Asn	Hb Hikari	
62(E6)	Ala→Pro	Hb Duarte	instabil, ↑ O_2-Affinität
63(E7)	His→Arg	Hb Zürich	instabil, ↑ O_2-Affinität
	His→Tyr	Hb M-Saskatoon, M-Emory, M-Kurumi, M-Hida, M-Radom, M-Arhus, M-Chicago, Leipzig. Hörlein-Weber, Novi Sad, M-Erlangen	Ferri-Hb, ↑ O_2-Affinität
	His→Pro	Hb Bicetre	instabil, Ferri-Hb
64(E8)	Gly→Asp	Hb J-Calabria, J-Bari, J-Cosenza	instabil
65(E9)	Lys→Asn	Hb Sicilia	
	Lys→Gln	Hb J-Cairo	
66(E10)	Lys→Glu	Hb I-Toulouse	instabil, Ferri-Hb
67(E11)	Val→Asp	Hb Bristol	instabil
	Val→Glu	Hb M-Milwaukee-I	Ferri-Hb, ↓ O_2-Affinität
	Val→Ala	Hb Sydney	instabil
69(E13)	Gly→Asp	Hb J-Cambridge, J-Rambam	
70(E14)	Ala→Asp	Hb Seattle	↓ O_2-Affinität
71(E15)	Phe→Ser	Hb Christchurch	instabil

Tabelle 4 (Fortsetzung)

Aminosäure-position (Helix-nummer)	Aminosäure-substitution	Bezeichnung der Hb-Variante	Eigenschaften
73(E17)	Asp→Asn	Hb Korle-Bu, G-Accra	
	Asp→Val	Hb Mobile	
74(E18)	Gly→Val	Hb Bushwick	
	Gly→Asp	Hb Shepherds Bush	instabil, ↑ O$_2$-Affinität
75(E19)	Leu→Pro	Hb Atlanta	instabil
76(E20)	Ala→Asp	Hb J-Chicago	
	Ala→Gln	Hb Seattle	instabil, ↓ O$_2$-Affinität
77(EF1)	His→Asp	Hb J-Iran	
79(EF3)	Asp→Gly	Hb G-Hsi-Tsou	↑ O$_2$-Affinität
80(EF4)	Asn→Lys	Hb G-Szuhu, Gifu	↑ O$_2$-Affinität
81(EF5)	Leu→Arg	Hb Baylor	instabil, O$_2$-Affinität
82(EF6)	Lys→Asn (Asp)	Hb Providence	↓ O$_2$-Affinität
	Lys→Thr	Hb Rahere	↑ O$_2$-Affinität
	Lys→Met	Hb Helsinki	↑ O$_2$-Affinität
83(EF7)	Gly→Cys	Hb Ta-Li	
	Gly→Asp	Hb Pyrgos	
85(F1)	Phe→Ser	Hb Bryn Mawr, Buenos Aires	instabil, ↑ O$_2$-Affinität
87(F3)	Thr→Lys	Hb D-Ibadan, Hb D Lübeck	
88(F4)	Leu→Arg	Hb Boräs	instabil
	Leu→Pro	Hb Santa Ana	instabil
89(F5)	Ser→Asn	Hb Creteil	↑ O$_2$-Affinität
90(F6)	Glu→Lys	Hb Agenogi	↓ O$_2$-Affintät
91(F7)	Leu→Pro	Hb Sabine	instabil
	Leu→Arg	Hb Caribbean	instabil, ↓ O$_2$-Affinität
92(F8)	His→Tyr	Hb M-Hyde Park, M-Akita	Ferri-Hb, O$_2$-Aff. normal
	His→Gln	Hb Istanbul, Hb-St. Etienne	instabil, ↑ O$_2$-Affinität, ↑ Dissoziation
	His→Asp	Hb J-Altgeld Gardens	O$_2$-Affinität normal
	His→Pro	Hb Newcastle	
95(FG2)	Lys→Glu	Hb N-Baltimore, Hopkins-I, Jenkins, N-Memphis, Kenwood	
97(FG4)	His→Gln	Hb Malmö	↑ O$_2$-Affinität
	His→Leu	Hb Wood	↑ O$_2$-Affinität
98(FG5)	Val→Met	Hb Köln, San Francisco (Pacific), Ube-I	instabil, ↑ O$_2$-Affinität
	Val→Gly	Hb Nottingham	instabil, ↑ O$_2$-Affinität
	Val→Ala	Hb Dielfa	instabil

Tabelle 4 (Fortsetzung)

Aminosäure-position (Helixnummer)	Aminosäure-substitution	Bezeichnung der Hb-Variante	Eigenschaften
99(G1)	Asp→Ala	Hb Radcliffe	
	Asp→Asn	Hb Kempsey	↑ O_2-Affinität
	Asp→His	Hb Yakima	↑ O_2-Affinität
	Asp→Tyr	Hb Ypsilanti (Ypsi)	↑ O_2-Affinität
100(G2)	Pro→Leu	Hb Brigham	↑ O_2-Affinität
101(G3)	Glu→Gln	Hb Rush	instabil
	Glu→Lys	Hb British Columbia	↑ O_2-Affinität
	Glu→Gly	Hb Alberta	↑ O_2-Affinität
102(G4)	Asn→Lys	Hb Richmond	asymmetrische Hybriden
	Asn→Thr	Hb Kansas	↓ O_2-Affinität ↑ Dissoziation
	Asn→Ser	Hb Beth Israel	↓ O_2-Affinität
103(G5)	Phe→Leu	Hb Heathrow	↑ O_2-Affinität
104(G6)	Arg→Ser	Hb Camperdown	leicht instabil
106(G8)	Leu→Pro	Hb Casper, Hb Southampton	↑ O_2-Affinität
	Leu→Gln	Hb Tübingen	
107(G9)	Gly→Arg	Hb Burke	instabil, ↓ O_2-Affinität
108(G10)	Asn→Asp	Hb Yoshizuka	↓ O_2-Affinität
109(G11)	Val→Met	Hb San Diego	↑ O_2-Affinität
111(G13)	Val→Phe	Hb Peterborough	instabil, ↓ O_2-Affinität
113(G15)	Val→Glu	Hb New York	
115(G17)	Ala→Pro	Hb Madrid	instabil
117(G19)	His→Arg	Hb P-Galveston	
119(GH2)	Gly→Asp	Hb Fannin-Lubbock	
120(GH3)	Lys→Glu	Hb Hijiyama	
	Lys→Asn	Hb Riyadh	
121(GH4)	Glu→Gln	Hb D, D-Chicago, D-Punjab, D-North Carolina, D-Los Angeles, D-Portugal, Oak Ridge, D Essen	↑ O_2-Affinität
	Glu→Lys	Hb O-Arab, Egypt	
	Glu→Val	Hb Beograd	
124(H2)	Pro→Arg	Hb Khartoum	instabil
126(H4)	Val→Glu	Hb Hofu	
127(H5)	Gln→Glu	Hb Hacettepe	
129(H7)	Ala→Asp	Hb J-Taichung	
	Ala→Glu o. Asp	Hb K-Cameroon	
130(H8)	Tyr→Asp	Hb Wien	instabil

Tabelle 4 (Fortsetzung)

Aminosäure-position (Helixnummer)	Aminosäure-substitution	Bezeichnung der Hb-Variante	Eigenschaften
131(H9)	Gln→Glu	Hb Camden, Tokuchi	
132(H10)	Lys→Gln	Hb K-Woolwich	
135(H13)	Ala→Pro	Hb Altdorf	instabil
136(H14)	Gly→Asp	Hb Hope	instabil
141(H19)	Leu→Arg	Hb Olmsted	
143(H21)	His→Arg	Hb Abruzzo	$\uparrow$ O_2-Affinität
	His→Gln	Hb Little Rock	$\uparrow$ O_2-Affinität
	His→Pro	Hb Syracuse	$\uparrow$ O_2-Affinität
144(HC1)	Lys→Asn	Hb Andrew-Minneapolis	$\uparrow$ O_2-Affinität
145(HC2)	Tyr→His	Hb Bethesda	$\uparrow$ O_2-Affinität
	Tyr→Cys	Hb Rainier	$\uparrow$ O_2-Affinität
	Tyr→Asp	Hb Fort Gordon, Osler, Nancy	$\uparrow$ O_2-Affinität
	Tyr→Term	Hb McKees Rocks	$\uparrow$ $\uparrow$ O_2-Affinität
146(HC3)	His→Asp	Hb Hiroshima	$\uparrow$ O_2-Affinität
	His→Pro	Hb York	$\uparrow$ O_2-Affinität
	His→Arg	Hb Cochin, Port Royal	

Tabelle 5
Die durch Aminosäuresubstitutionen in der γ-Kette
entstandenen Hämoglobinvarianten
(aus BUNN, FORGET, RANNEY 1977, ergänzt)

Aminosäureposition (Helixnummer)	Aminosäuresubstitution	Bezeichnung der Hb-Variante
1(NA1)	Gly→Cys (136 Gly)	Hb F-Malaysia
5(A2)	Glu→Lys (136 Ala)	Hb F-Texas-I
6(A3)	Glu→Lys	Hb F-Texas-II
7(A4)	Asp→Asn	Hb F-Auckland
12(A9)	Thr→Lys	Hb F-Alexandra
16(A14)	Gly→Arg	Hb F-Melbourne
22(B4)	Asp→Gly (136 Ala)	Hb F-Kuala Lumpur
61(E5)	Lys→Glu (136 Ala)	Hb F-Jamaica
75(E19)	Ile→Thr	Hb F-Sardinia
80(EF4)	Asp→Tyr (136 Ala)	Hb F-Victoria Jubilee
97(FG4)	His→Arg	Hb F-Dickinson
117(G19)	His→Arg (136 Gly)	Hb F-Malta-I

Tabelle 5 (Fortsetzung)

Aminosäureposition (Helixnummer)	Aminosäuresubstitution	Bezeichnung der Hb-Variante
121(GH4)	Glu→Lys (136 Ala)	Hb F-Hull
121(GH4)	Glu→Lys (136 Gly)	Hb F-Carlton
125(H3)	Gly→Ala	Hb F-Port-Royal
130(H8)	Try→Gly (136 Gly)	Hb F-Poole

Tabelle 6
Die durch Aminosäuresubstitutionen in der δ-Kette
entstandenen Hämoglobinvarianten
(aus BUNN, FORGET, RANNEY 1977)

Aminosäureposition (Helixnummer)	Aminosäuresubstitution	Bezeichnung der Hb-Variante
2(AN2)	His→Arg	Hb A_2-Sphakiá
12(A9)	Asn→Lys	Hb A_2-NYU
16(A13)	Gly→Arg	Hb A_2'(B_2)
20(B2)	Val→Glu	Hb A_2-Roosevelt
22(B4)	Ala→Glu	Hb A_2-Flatbush
43(CD2)	Glu→Lys	Hb A_2-Melbourne
69(E13)	Gly→Arg	Hb A_2-Indonesia
116(G18)	Arg→His	Hb A_2-Coburg
136(H14)	Gly→Asp	Hb A_2-Babinga

Tabelle 7
Durch Doppel- und Mehrfachaustausche entstandene Hämoglobinvarianten

Positionen und Austausche	Bezeichnung
α 78 Asn→Asp, α 79 Ala→Gly	Hb J Singapore
α 112 His→Asp, α 114 Pro→Ser, α 118 Thr→Gly	Hb Hopkins-2-II
α 68 Asn→Lys, β 6 Glu→Lys	Hb X
β 6 Glu→Lys, β 95 Lys→Glu	Hb Arlington Park
β 6 Glu→Val, β 58 Pro→Arg	Hb C Ziguinchor
β 6 Glu→Val, β 73 Asp→Asn	Hb C Harlem
	Hb C Georgetown

Auf Grund der Degeneration des genetischen Codes führen von sämtlichen denkbaren Basenpaarsubstitutionen (2217 für α- und β-Ketten) nur 75—80% zu Aminosäuresequenzveränderungen. Man rechnet damit, daß von diesen etwa ein Drittel (ca. 700) eine Veränderung im elektrophoretischen Verhalten mit sich bringt und damit eine Identifizierung ermöglicht. Die übrigen Substitutionen werden nur erkennbar, wenn sie mit funktionellen oder strukturellen Abnormitäten im Hb-Molekül einhergehen, die zu pathologischen Erscheinungen führen. Die Hämoglobinvarianten der einzelnen Polypeptidketten sind in den Tabellen 3—6, die durch Doppel- und Mehrfachaustausche entstandenen Varianten sind in Tab. 7 zusammengestellt. Sie werden mit Buchstaben des Alphabets (z. B. HbE), Eigennamen (z. B. Hb Hope), Städtenamen (z. B. Hb Freiburg) oder nach Kliniken (z. B. Hb Bart's, nach dem Bartholomeus Hospital London) bezeichnet.

4.3. *Molekulargenetik der Hämoglobinvarianten*

4.3.1. *Basenpaarsubstitutionen in Aminosäurespezifischen Codonen*

Alle bisher bekannten Aminosäuresubstitutionen der Polypeptidketten lassen sich auf Basenpaarsubstitutionen zurückführen. Die hohe Spezifität der Veränderungen verschiedener — sogar im selben Triplett liegender — Nukleotide läßt sich am Beispiel des Glutaminsäurespezifischen Codons der Position 6 der β-Kette zeigen (Abb. 14). Eine Transition G→A des ersten Nukleotids führt zu einem Lysin-spezifischen Codon und damit zum Hb C. Für Basenpaarsubstitutionen am zweiten Nukleotid sind bisher zwei Möglichkeiten bekannt. Die Transversion A→U führt zum Codon für Valin und damit zum Hb S; die Transversion A→C zu einem Alanincodon und damit zum Hb G Makassar. Letztlich führen die Veränderungen eines Nukleotids des Glutaminsäure-spezifischen

Codons (Position 6 der β-Kette) bei HbS-Homozygoten zu einer schweren Anämie und schließlich meist schon im Kindesalter zum Tode, bei Hb C-Homozygoten zu einer leichten Anämie und beim Hb G-Makassar zu keinen klinischen Effekten. Dieses Beispiel der verschiedenen Basenpaarsubstitutionen innerhalb desselben Codons zeigt, wie stark der Grad der phänotypischen Ausprägung von der substituierten Aminosäure abhängt. Die Folgen einer Mutation werden entscheidend von der Position und der biologischen Bedeutung der ursprünglichen Aminosäure im funktionsfähigen Polypeptid bestimmt (ausführliche Darstellungen über die Beziehungen zwischen Struktur und Funktion abnormer Hb-Varianten siehe 5.).

So entscheidet also nicht der Mutationsort als solcher, sondern die substituierte Aminosäure und ihre funktionelle positionsabhängige Beziehung im Polypeptid darüber, ob eine sense- oder missense-Mutation entsteht. Beispielsweise kann die Glutaminsäure in Position 22 (B4-Oberflächenbereich des Moleküls) der β-Kette durch eine Transversion A→C gegen Alanin (Hb G Coushatta) sowie durch eine Transition G→A gegen Lysin (Hb E Saskatoon) bzw. A→G gegen Glycin (Hb G Taipei) ausgetauscht werden, ohne daß sich bei Heterozygoten klinische Effekte zeigen (sense Mutation). Demgegenüber führen die Substitutionen von Valin in Position 67 (E 11 — Bereich mit Hämkontakt) durch Glutaminsäure (Hb M Milwaukee), Alanin (Hb M Sydney) oder durch Asparagin (Hb Bristol) zu schweren klinischen Symptomen: Der Austausch Val→Glu bedingt Methämoglobinämie, während die Substitution durch Alanin bzw. Asparagin Instabilität des Hämoglobins und damit verbunden eine schwere hämolytische Anämie zur Folge hat. Bezüglich der Aminosäuresubstitutionen in Position 67 ist bemerkenswert, daß die den Aminosäuresubstitutionen zugrunde liegenden Basenpaaraustausche nicht auf 1 Valinspezifisches Codon im Wildtyp zurückgeführt werden können. Während der Austausch bei Hb Sydney durch eine Transition (GUG→GCG) und bei Hb M Milwaukee durch eine Transversion (GUG→GAG) erklärbar ist, wäre die Entstehung von Hb Bristol (β 67 Asp: GAU oder GAC) nur über Doppelbasenpaaraustausch im GUG-Valincodon möglich. Da dieser statistisch sehr unwahrscheinlich ist, wird für das Valincodon in Position 67 Polymorphismus angenommen, d. h. die β-Globingene in der menschlichen Population unterscheiden sich in dieser Position (GUG oder GUU bzw. GCU).

Im Jahre 1976 wurde erstmals von einer auf eine nonsense Mutation in der DNA zurückgehende verkürzte Polypeptidkette beim Menschen berichtet. Dabei handelt es sich um die Hb-Variante Hb McKees Rock, bei der in dem Gen für den β-Kette das Tyrosin-spezifische Codon (Position 145) zu einem Terminationscodon mutiert ist (vermutlich auf Grund einer Transversion von UAU zu UAA oder UAG). Die β-Kette endet daher vorzeitig mit dem Lysin der Position 144. Die Variante Hb McKees Rock zeichnet sich durch die höchste O_2-Affinität aller bisher beschriebenen Hb-Varianten aus.

4.3.2. Mutationen im Terminationscodon

Eine besondere Gruppe von Mutationen geht auf eine Basenpaarsubstitution im Terminationscodon für die α-Kette — α 142 UAA — zurück und eine damit bewirkte Addition von unterschiedlich vielen Aminosäuren über die normale Länge der α-Kette hinaus. Diese Hb-Varianten sind von großem Interesse, da ihre Überlänge es gestattet, Rückschlüsse auf die m-RNA und damit auch auf die DNA-Sequenz, die sich an das Ende des α-Genlocus anschließt, zu ziehen. Bisher wurden vier verschiedene Terminationsmutanten beschrieben, die anstelle des Terminationscodons Codonen für verschiedene Aminosäuren besitzen, deren Aminosäuresequenz nach Position 142 aber identisch ist. In Abb. 15 sind alle 9 möglichen Einzelbasenpaarsubstitutionen in Position 142 angegeben. Es

```
                  ┌─UGA (opal)
                  │   = Hb A
                  ├─UAG (amber)
                  │   = Hb A
                  ├─UUA (Leu)
                  │   noch unbekannt
                  ├─UAU (Tyr)
                  │   noch unbekannt
                  ├─UAC (Tyr)
  Hb A            │   noch unbekannt
  α 142   ────────┼─CAA (Gln); Gln + 30 Aminosäuren (Ala-Gly-Ala-Ser-Val-Ala-Val-
  UAA            │   Pro-Pro-Ala-Arg-Try-Ala-Ser-Gln-Arg-Ala-Leu-Leu-Pro-Ser-
  (ochre)        │   Leu-His-Arg-Pro-Phe-Leu-Val-Phe-Gln)
                  │   = Hb Constant Spring
                  ├─AAA (Lys); Lys + 30 Aminosäuren (wie Constant Spring)
                  │   = Hb Icaria
                  ├─GAA (Glu); Glu + 30 Aminosäuren (wie Constant Spring)
                  │   = Hb Seal Rock
                  └─UCA (Ser); Ser + 15 Aminosäuren (vermutlich wie Constant Spring)
                      = Hb Koya Dora
```

Abb. 15. Mögliche Mutationen im Terminationscodon α 142

wird dabei deutlich, daß zwei Austausche von UAA zu UGA bzw. UAG führen und damit ebenfalls zum Kettenabbruch. Als Folge entstehen daraus normale Hb A-Peptide. Die Austausche UAA zu UAU, UAC oder UUA sind bisher noch nicht gefunden worden. Die noch verbleibenden 4 Austausche werden zusammen mit der nachfolgenden Aminosäurekette dargestellt. Da die Anzahl der dem veränderten Terminationscodon folgenden Aminosäuren unterschiedlich ist, müssen in der DNA nach dem Terminationscodon des α-Globinlocus an verschiedenen Positionen Nonsensecodonen entstanden sein.

4.3.3. *Intragenische Segmentmutationen*

4.3.3.1. *Intragenische Deletionen*

Aus Tab. 8 ist ersichtlich, daß bisher für die α-Kette noch keine Deletion und für die β-Kette 9 Deletionen bekannt sind. Dabei kann man die Deletionen bei denen nur

Tabelle 8
Deletionen und Additionen in der α- und β-Globinkette

Mutationstyp	Position	Aminosäuren	Bezeichnung	Charakteristika
Addition	zwischen α 118 u. α 119	Glu-Phe-Thr	Hb Grady	
Deletion	β 6 oder 7	Glu	Hb Leiden	↑ O_2-Affinität, instabil
Deletion	β 17, 18	Lys, Val	Hb Lyon	↑ O_2-Affinität, leicht instabil
Deletion	β 23	Val	Hb Freiburg	↑ O_2-Affinität
Deletion	β 42−44 oder β 43−45	Phe-Glu-Ser	Hb Nitero i	↓ O_2-Affinität, instabil
Deletion	β 56−59	Gly-Asn-Pro-Lys	Hb Tochigi	instabil
Deletion	β 74, 75	Gly-Leu	Hb St. Antoine	instabil
Deletion	β 87	Thr	Hb Tours	↑ O_2-Affinität, instabil
Deletion	β 91−95	Leu-His-Cys-Asp-Lys	Hb Gun Hill	↑ O_2-Affinität, instabil
Deletion	β 131	Gln	Hb Deaconess-Leslie	instabil
Deletion	β 141	Leu	Hb Coventry	instabil
Deletion	β 145−146	Tyr-His	Hb McKees Rock	↑ O_2-Affinität

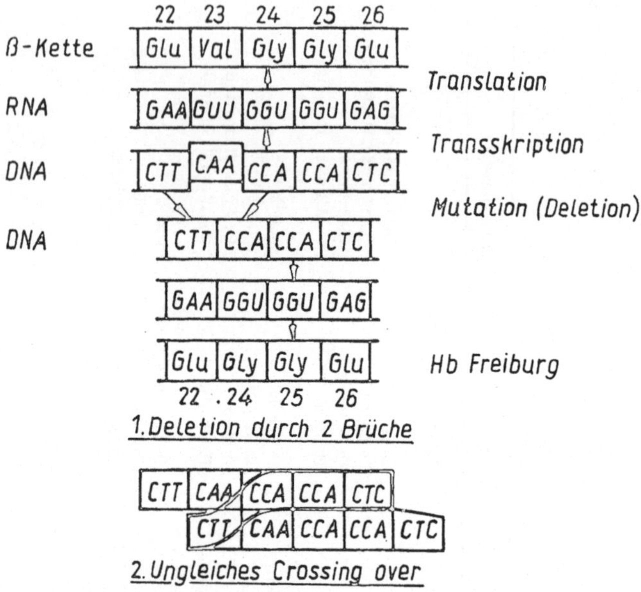

Abb. 16. Hb Freiburg. Entstehungsmöglichkeiten durch Deletionen nach zwei
Brücken oder nicht-homologes intragenisches Crossing over
(aus LENZ 1970, verändert)

eine Aminosäure ausfällt, auch als Frameshift-Mutanten
auffassen, denen der Ausfall von drei Nukleotiden zugrunde liegt (β-Kette: 4).

Bei der Hb-Variante Hb Freiburg ist die α-Kette normal, in der β-Kette fehlt in der Position 23 die Aminosäure Valin. Die Deletion der drei Valin-codierenden Basen
kann auf Bruchereignisse oder nicht-homologes intracistronisches Crossing over zurückgeführt werden. Bei
letzterem könnte man davon ausgehen, daß eine Fehl-
paarung des Tripletts für Gly in Position 24 mit dem für
die gleiche Aminosäure in Position 25 erfolgt (Abb. 16).

Wie beim Hb Freiburg läßt sich beim Hb Gun Hill die
Deletion von 5 Aminosäuren ebenfalls durch ein nicht-
homologes intracistronisches Crossing over erklären. Die

ungleiche Paarung würde dann auf zwei Aminosäuren zurückgehen, die sich in der normalen β-Kette im Abstand von 5 Aminosäuren wiederholen (Leu, His). Da außerdem die Codonen für die vorhergehenden Aminosäuren Lys und Glu in ihren letzten beiden Basen über-

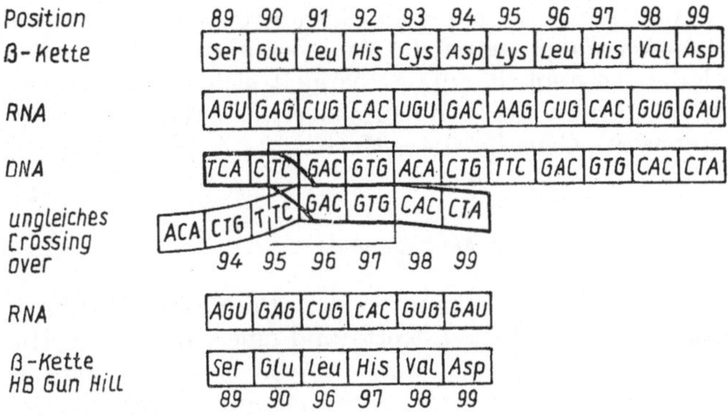

Abb. 17. Hb Gun Hill. Hypothische Entstehung durch nicht-homologes intragenisches Crossing over
(aus LENZ 1970, verändert)

einstimmen, ergeben insgesamt 8 aufeinanderfolgende Basen an diesen Stellen Gelegenheit zu ungleicher Paarung (Abb. 17).

Alle bisher nachgewiesenen Hb-Varianten mit Deletionen führen zu Instabilitäten des Hb und damit verbundenen chronischen hämolytischen Anämien.

Bei der Hämoglobinvariante Hb Koellicker fehlt die in der normalen α-Kette in Position 141 vorkommende Aminosäure Arg. Die Deletion dieser terminalen Aminosäure der α-Kette geht jedoch nicht auf eine Genmutation zurück, sondern wird durch eine Carboxypeptidase bedingt, die im Verlauf der intravaskulären Hämolyse Arg abspaltet. Hb Koellicker muß demzufolge zu den chemischen Varianten des Hb gerechnet werden.

4.3.3.2. Intragenische Addition

Bei der einzigen bisher bekannten intragenischen Insertion — dem Hb Grady — handelt es sich um den Einschub der drei Aminosäuren Glu, Phe und Thr zwischen die Positionen α 118 und α 119. Vermutlich entsteht die Addition durch ein ungleiches intragenisches Crossing over. Als Folge treten die Aminosäuren der Positionen α 116—118 doppelt auf; es handelt sich somit offenbar um eine Duplikation von neun Basen in der Polynukleotidsequenz des Gens für die α-Kette.

4.3.4. Frameshift-Mutationen

Von den bisher bekannten drei Frameshift-Mutanten entfallen zwei auf die β-Kette und eine auf die α-Kette. Allen dreien ist gemeinsam, daß die Mutation, die zur Rasterverschiebung führt, sehr weit am Kettenende der β- bzw. α-Globinloci erfolgte. Ähnlich wie bei den Terminationsmutanten kommt es damit zu einer Verlängerung der Peptidkette über die normale Anzahl von Aminosäuren hinaus. In Abb. 18 sind die veränderten Ableseraster im Vergleich zum Wildtyp dargestellt. Da von der α- und β-Kette jeweils zwei Varianten mit verlängerter Aminosäurekette bekannt sind (für die β-Kette: Hb Tak und Hb Cranston; für die α-Kette: Hb Wayne und Hb Constant Spring als Terminationsmutante) lassen sich aus dem Vergleich der Aminosäuren und der sie codierenden Tripletts die Nukleotidsequenz nach dem Terminationscodon der Genloci für die α- und die β-Kette bestimmen, sowie Rückschlüsse auf die mutative Veränderung der o. g. Varianten ziehen. Mit der Aufklärung der Nukleinsäuresequenz der β-Globin mRNA liegt eine Bestätigung dieser Aussagen vor (s. 6.3.).

Frameshift-Mutationen, die in der Nähe des 5'-Endes der Nukleotidsequenz des codogenen Stranges der DNA (N-terminales Ende des Polypeptids) liegen, haben eine

a)

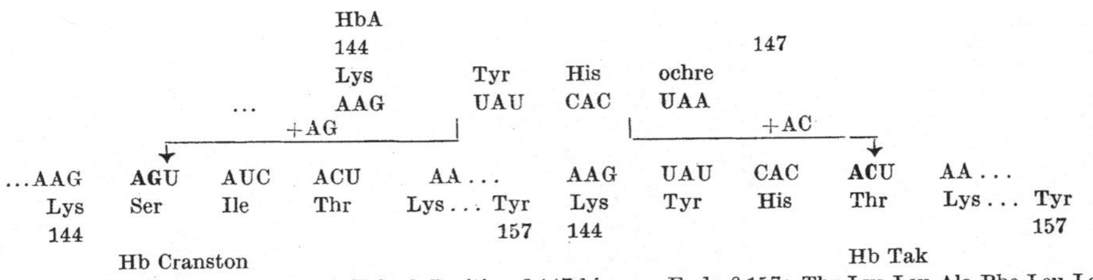

```
                    HbA
                    144                                147
                    Lys      Tyr    His    ochre
              ...   AAG      UAU    CAC    UAA
                 +AG                      |           +AC
              ↓                                              ↓
   ...AAG    AGU    AUC    ACU    AA...    AAG    UAU    CAC    ACU    AA...
   Lys       Ser    Ile    Thr    Lys... Tyr    Lys    Tyr    His    Thr    Lys... Tyr
   144                                    157    144                            157
            Hb Cranston                                        Hb Tak
```

Aminosäuresequenz für Hb Cranston und Hb Tak ab Position β 147 bis zum Ende β 157: Thr-Lys-Leu-Ala-Phe-Leu-Leu-Ser-Asn-Phe-Tyr

b)

```
              137                          141
              Thr       Ser    Lys    Tyr  Arg    ochre
                 U
                 C
Hb A       ...AC        UCU    AAA    UAC  CGU    UAA
                 A          −U
                 G
              Thr       Ser    Asn    Thr  Val    Lys    Leu    Glu    Pro    Arg    amber
                 U
                 C
Hb Wayne   ...AC        UCA    AAU    ACC  GUU    AAG    CUG    GAG    CCU    CGG    UAG
                 A
                 G
              Thr       Ser    Lys    Tyr  Arg    Gln    Ala    Gly    Ala    Ser    Val
                 U
                 C
Hb Constant Spring ...AC UCU    AAA    UAC  CGU    CAA    GCU    GGA    GCC    UCG    GUA...
                 A
                 G
```

Abb. 18. Frameshift-Mutationen der α- und β-Globinkettenloci   a) Frameshift-Mutationen der β-Kette des Hämoglobins b) Frameshift-Mutationen der α-Kette des Hämoglobins im Vergleich zu Hb Constant Spring (Terminationsmutante)

m-RNA zur Folge, die die Synthese eines völlig veränderten und damit auch funktionsunfähigen Polypeptids bewirkt. Nur die Aminosäuresequenz bis hin zum Mutationsort würde der der Wildtypsequenz entsprechen. Das Krankheitsbild, das auf eine funktionsunfähige bzw. eine nicht vorhandene β-Globin mRNA zurückgeht, wird als $\beta°$-Thalassämie bezeichnet, auf die unter 7.2. näher eingegangen wird.

4.3.5. Intergenische Mutationen

Zu dieser Gruppe von Mutationen gehören Hämoglobinvarianten, die auf Fusion verschiedener Gene beruhen. Molekulargenetisch läßt sich diese Fusion durch eine inhomologe Paarung zwischen verschiedenen Genen und nachfolgendes Crossing over erklären. Auf ein solches inhomologes Crossing over zwischen δ- und β- oder γ- und β-Globingenen lassen sich die Lepore- und Anti-Lepore Varianten bzw. die Hb-Varianten Hb Kenya und Hb Steinheim zurückführen.

4.3.5.1. $\delta\beta$- und $\beta\delta$-Fusionshämoglobine
(Lepore und Anti-Lepore Hämoglobine)

Die Hb Lepore-Varianten sind durch Nicht-α-Ketten von 146 Aminosäuren charakterisiert, deren N-terminale Sequenz aus einem Teil der δ-Kette und C-terminale Sequenz aus einem Teil der β-Kette besteht. Bei den sogenannten Anti-Lepore Varianten wird umgekehrt die N-terminale Sequenz aus einem Teil der β-Kette und die C-terminale aus einem Abschnitt der δ-Kette gebildet.

Die Entstehung dieser Fusionshämoglobine durch ungleiches Crossing over zwischen den benachbarten Genen für die β-Kette und die δ-Kette des Hämoglobins ist in Abb. 19 schematisch dargestellt.

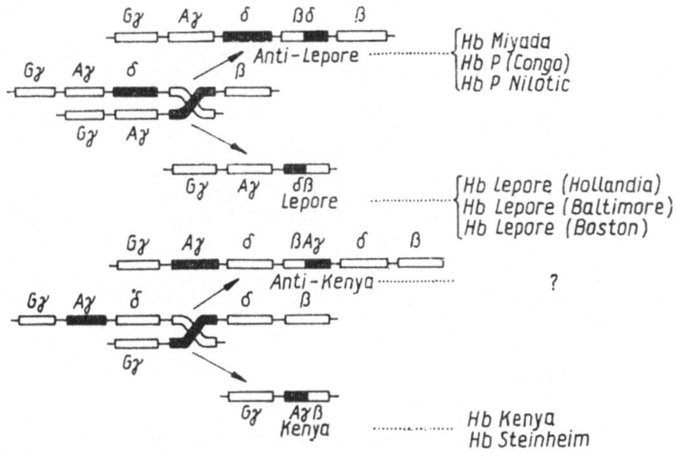

Abb. 19. Entstehungsmechanismen für Fusionshämoglobine
(aus WEATHERALL und CLEGG 1976)

Die normalen δ- und β-Ketten bestehen aus 146 Aminosäuren. Beide Ketten unterscheiden sich nur in 10 Aminosäuren voneinander, von denen 9 Aminosäuresubstitutionen jeweils durch die Veränderung einer einzigen Base des entsprechenden Tripletts erklärbar sind. Die Nukleotidsequenzen der δ- und β-Kettengene stimmen also weitgehend überein, so daß die Voraussetzungen für die gelegentliche Synapsis zwischen den beiden verschiedenen Genen in der Meiose gegeben sind. Wenn ein Crossing over zwischen den δ- und β-Genen stattfindet, enthält das eine Chromosom nur das $\delta\beta$-Gen (Lepore-Variante) und keine normalen δ- und β-Gene(Lepore-Variante), während das andere Chromosom neben dem entsprechenden $\beta\delta$-(Anti-Lepore)-Gen normale δ- und β-Gene aufweist (vgl. Abb. 19).

Je nach der Position des Crossing overs entstehen verschiedene $\delta\beta$- und $\beta\delta$-Fusionsgene. Auf diese Weise lassen sich die drei Hb Lepore-Varianten (Hb Lepore Boston,

FUSIONSHÄMOGLOBINE

		A6	A9	B4	D1	F2	F3	G18	G19	H2	H4
Helixnummer		A6	A9	B4	D1	F2	F3	G18	G19	H2	H4
Sequenznummer		9	12	22	50	86	87	116	117	124	126
Aminosäure	δ-Kette	Thr	Asn	Ala	Ser	Ser	Gln	Arg	Asn	Gln	Met
	β-Kette	Ser	Thr	Glu	Thr	Ala	Thr	His	His	Pro	Val
Lepore Hollandia					δ	β					
Lepore Baltimore						δ β					
Lepore Boston								δ β			
Miyada			β δ								
P Congo				β				δ			
P Nilotic				β	δ						

		NA1		EF5	F2		G18	GH4		HC3
Helixnummer		NA1		EF5	F2		G18	GH4		HC3
Sequenznummer		1		81	86		116	121		146
Aminosäure	γ-Kette	Gly		Leu	Ala		Ile	Glu		His
	β-Kette	Val		Leu	Ala		His	Glu		His
Kenya					γ	β				
Steinheim								γ	β	

Abb. 20. Struktur der Fusionshämoglobine (aus LEHMANN 1977)

Hollandis und Baltimore) sowie die Anti-Lepore Varianten Hb Miyade, P Nilotic und P Congo entstanden denken (Abb. 20).

Die Lepore-Varianten werden vom $\delta\beta$-Fusionsgen nur in geringer Menge synthetisiert, so daß Homozygotie klinisch zur Thalassämia major (COOLEY-Anämie, s. 7.6.) führt. Die verminderte Syntheserate wird durch Instabilität der $\delta\beta$-mRNA bedingt.

Bei den Anti-Lepore Varianten sind die beiden auf dem gleichen Chromosom (Cis-Stellung) liegenden β- und δ-Gene voll funktionsfähig. Es treten keine Thalassämie-Symptome auf.

4.3.5.2. $\gamma\beta$-Fusionshämoglobine
(Hb Kenya, Hb Steinheim)

Die Hb-Variante Hb Kenya ist ein Fusionshämoglobin, das auf ein inhomologes Crossing over zwischen γ-Ketten- und β-Kettengen zurückgeht (s. Abb. 19). Die aus 146 Aminosäuren bestehende Variante wird aus der N-terminalen Sequenz einer γ-Kette (Pos. 1—81) und der C-terminalen Sequenz der β-Kette (Pos. 86—146) gebildet. Da sich die beiden verschiedenen γ-Ketten nur in der Position 136 unterscheiden ($^A\gamma$136 Ala, $^G\gamma$136 Gly), läßt sich von der Aminosäuresequenz der Hämoglobinvariante her nicht entscheiden, welches der γ-Kettengene an der Fusion beteiligt ist.

Untersuchungen an Heterozygoten ergaben zusätzliche Hinweise. Bei entsprechenden Personen treten neben Hb Kenya erhöhte Mengen von Hb F ($\alpha_2\gamma_2$) auf, dessen γ-Komponente nur aus $^G\gamma$-Ketten gebildet wird. Aus diesem Befund wird auf die alleinige Beteiligung des $^A\gamma$-Kettengens an der Entstehung des $\gamma\beta$-Fusionsgens geschlossen, wobei als Folge des inhomologen Crossing overs das δ-Gen und Teile des $^A\gamma$- und β-Gens verloren gehen (Abb. 19). Im Chromosom verbleiben das $^A\gamma\beta$-Fusionsgen und das $^G\gamma$-Gen.

Die bei dem inhomologen Crossing over zu erwartende „Anti-Kenya-Variante" (s. Abb. 19) wurde bisher noch nicht aufgefunden.

Die Hämoglobinvariante Hb Steinheim wird N-terminal durch eine Sequenz von 116 Aminosäuren der γ-Kette und C-terminal durch eine Teilsequenz der β-Kette (Position 121—146) gebildet (Abb. 20). Die Variante ist im Unterschied zu Hb Kenya instabil. Sie wurde erst 1975 in einer deutschen Familie entdeckt.

Die Identifizierung der Lepore-Varianten und des Hb Kenya sprechen für eine enge Kopplung der γ-, δ- und β-Kettengene (vgl. 6.2.2.1.).

Da einerseits die γ-Ketten eine geringere Homologie mit den β-Ketten haben als diese mit den δ-Ketten (vgl. Abb. 1) und andererseits die zugrunde liegenden Gene weiter von den β-Kettengenen entfernt sind als diese von den δ-Kettenloci, muß der Grad des Mispairing während der Meiose zwischen den γ- und β-Genen größer sein, als bei der Synapse von δ- und β-Genen.

4.4.   Genetik der Hämoglobinvarianten

Als Gen oder Cistron (nach BENZER) wird die Nukleotidsequenz des genetischen Materials bezeichnet, die ein spezifisches Polypeptid (bzw. RNA) codiert. Mutative Veränderungen innerhalb dieses Bereiches führen zu neuen Zustandsformen dieses Gens, zu Allelen.

Da theoretisch jedes Nukleotid der Nukleotidsequenz eines Gens mutativ verändert werden kann, ist die Entstehung einer großen Anzahl von Mutantenallelen eines Gens denkbar (multiple Allelie), die eine Vielfalt von Polypepetidvarianten bedingen können. Die Allele, die normale Polypeptidketten codieren, werden als Normal — oder Wildtypallele bezeichnet und entsprechend symbolisiert. So wird z. B. das Wildtypallel für die normale β-Globinkette mit $Hb\ \beta^+$ oder $Hb\ \beta^A$ gekennzeichnet. Die Hämoglobinvarianten einer Kette, die auf die verschiedenen Mutationen ein und desselben Gens zurückgehen, werden nach ihrer Allelie bezeichnet: z. B. *Hb* β^S, *Hb* β^C. Im heterozygoten Zustand lassen sich die Genprodukte des Wildtypallels und des jeweiligen Mutantenallels nebeneinander nachweisen. Heterozygote *Hb* β^+ *Hb* β^S (Sichelzellmerkmal) bilden sowohl Hb A ($\alpha_2\beta_2$) als auch Hb S ($\alpha_2\beta_2^S$). Da beide Allele phänotypisch wirksam werden, beide also dominant wirken, spricht man von Kodominanz. Hämoglobinvarianten zeigen somit einen dominanten Erbgang.

Das Vorliegen von Allelie für zwei Hämoglobinvarianten ist natürlicherweise beim Menschen nicht wie in der experimentellen Genetik durch Kreuzung nachweisbar. Man ist daher auf zufällige Kombinationen angewiesen. Hinsichtlich der Sichelzellanämie (homozygot *Hb* β^S *Hb* β^S) und der Hb C Anämie (*Hb* β^C *Hb* β^C) ist als solche zufällige Kombination das Krankheitsbild der Sichelzell-Hb C-Anämie erkannt worden, bei der sich nur Hb C und Hb S nachweisen lassen; das aus normalen α-Ketten und aus normalen β-Ketten bestehende Hb A fehlt (Abb. 21). Bei der Sichelzell-Hb C-Anämie liegen folglich nur die beiden Mutantenallele *Hb* β^S und *Hb* β^C vor (= doppelte Heterozygotie). Das Wildtypallel *Hb* β^+, das normale β-

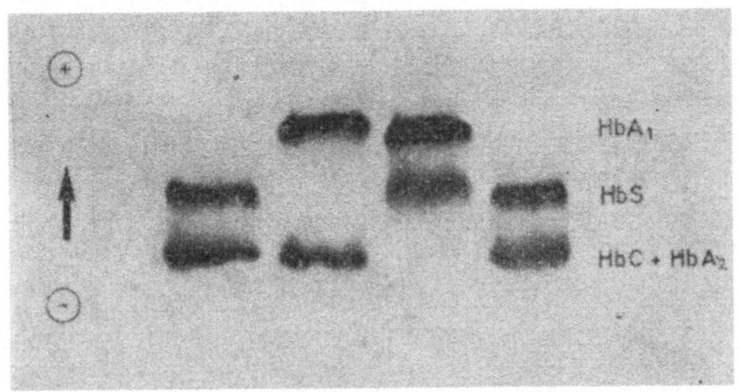

Abb. 21. Hämoglobinmuster bei einer Familie mit doppelter Heterozygotie für Hb S und Hb C. Von links nach rechts:
1. Kind mit Hb S/Hb C; 2. Kind mit Hb A/Hb C:
Mutter mit Hb A/Hb S; Vater mit Hb S/Hb C. (aus KLEIHAUER 1976)

Ketten codiert, ist nicht vorhanden. Durch das ausschließliche Vorliegen der Mutantenform der β-Kette ist damit eindeutig der Nachweis von Allelie erbracht.

Da bei einigen Homozygoten bzw. Doppelt-Heterozygoten für α-Kettenmutationen unerwartet normales Hb A nachgewiesen wurde, nimmt man an, daß in diesen Fällen α-Kettengene zumindest dupliziert vorliegen müssen (s. 6.2.1.).

Am Beispiel von Hb S, Hb C und Hb G Makassar wurde gezeigt, daß die verschiedenen Varianten auf jeweils eine einzige Basensubstitution im selben Triplett zurückzuführen sind (vgl. Abb. 14). Damit stellt das einzelne Nukleotid die kleinste Mutationseinheit der genetischen Information dar, die nach BENZER als Muton bezeichnet wird (= Mutationsort = Punktmutation = site).

Da das Gen allgemein durch drei Eigenschaften charakterisiert ist, nämlich durch die Ausübung einer bestimmten Funktion, durch die Mutabilität und durch die Erscheinung der Rekombination, soll neben Cistron (Funktionseinheit) und Muton (Mutationseinheit) noch die kleinste Rekombinationseinheit erwähnt werden. Nach BENZER wird das kleinste Segment eines Chromosoms, das durch genetische Rekombination austauschbar ist, als Rekon definiert. Diese Rekombinationseinheit ist gleich einem Nukleotid, da ein einzelnes Nukleotid durch innergenisches Crossing over austauschbar ist.

Die meisten der beschriebenen Hämoglobinvarianten sind sehr selten und wurden nur in einer Familie oder bei wenigen Merkmalsträgern festgestellt. Einige Varianten kommen endemisch in außereuropäischen Gebieten, vor allem in Malariagebieten, mit einer relativ hohen Heterozygotenfrequenz vor, z. B. Hb S im tropischen Afrika (44%), Hb C in einem Gebiet Westafrikas (28%) und Hb E in Thailand und Burma (15%). Die starke Verbreitung dieser Varianten ist auf Heterozygotenvorteil zurückzuführen. Die Inzidenz für alle Hämoglobinvarianten zusammen wird in Mitteleuropa auf 1 : 200 geschätzt.

5. Pathophysiologie der Hämoglobinvarianten

Aminosäuresubstitutionen in den verschiedenen Positionen der Polypeptidketten des Hämoglobintetrameren führen zur Entstehung der unter 4. zusammengestellten Hämoglobinvarianten. Die Auswirkung der Veränderungen in der Primärstruktur der Polypeptide auf die biologische Funktion des gesamten Moleküls hängt einerseits von der betroffenen Position und deren biologischer Bedeutung im aktiven Protein und andererseits von der Art der substituierten Aminosäuren ab. Ausgehend von den Struktur-Funktions-Beziehungen im normalen Hämoglobin (s. 3.) läßt sich verallgemeinernd feststellen, daß die biologische Funktion des Hämoglobinmoleküls durch Aminosäureveränderungen im Bereich der Oberfläche weniger stark beeinträchtigt wird als durch solche Veränderungen, die Molekülbereiche mit den unterschiedlichsten Kontaktfunktionen (Kontakte innerhalb der Polypeptidkette, zwischen den Monomeren und zwischen Häm und Polypeptid) betreffen.

Nach pathophysiologischen Gesichtspunkten lassen sich pathologische Hämoglobine (nach KLEIHAUER 1974) zweckmäßig in

Hämoglobine mit Aggregationsneigung
Hämoglobine mit Präzipitationsneigung
(instabile Hämoglobine)
Hämoglobine mit veränderter Sauerstoffaffinität

einteilen. Ergänzend werden in diesem Kapitel die Methämoglobinämien

dargestellt. Diese Einteilung erweist sich als zweckmäßig, beinhaltet jedoch nicht eine ausschließliche Zugehörigkeit der einzelnen Varianten zu nur einer Gruppe. Vielmehr zeigt sich, daß die Pathophysiologie verschiedener Varianten durch mehrere zu den verschiedenen Gruppen gehörende Merkmale gekennzeichnet werden.

Im vorliegenden Kapitel werden ausgewählte Hämoglobinvarianten entsprechend der obigen Einteilung charakterisiert und Struktur-Funktions-Beziehungen dieser anomalen Hämoglobine dargestellt.

5.1.   *Hämoglobine mit Aggregationsneigung*

Zu den Hämoglobinen mit Aggregationsneigung gehören vor allem die Hämoglobinvarianten Hb S und Hb C. Da Hb S in großen Gebieten eine hohe Frequenz erreicht und klinisch relevant ist, wird auf diese Hämoglobinvariante ausführlicher eingegangen.

5.1.1.   *Hb S (β 6 Glu$\rightarrow$Val)*

5.1.1.1. *Sichelzellanämie, Sichelzellmerkmal*

Hb S bildet in der Desoxyform intraerythrozytäre Aggregate, die zu der charakteristischen Form der Sichelzellen führen („Sichelphänomen" Abb. 22). Solche Sichelzellen wurden erstmals 1910 von HERRICK beschrieben. 1927 konnten HAHN und GILLESPIE die Abhängigkeit der Sichelzellbildung von der Sauerstoffversorgung des Blutes nachweisen. Anhand von genealogischen Untersuchungen

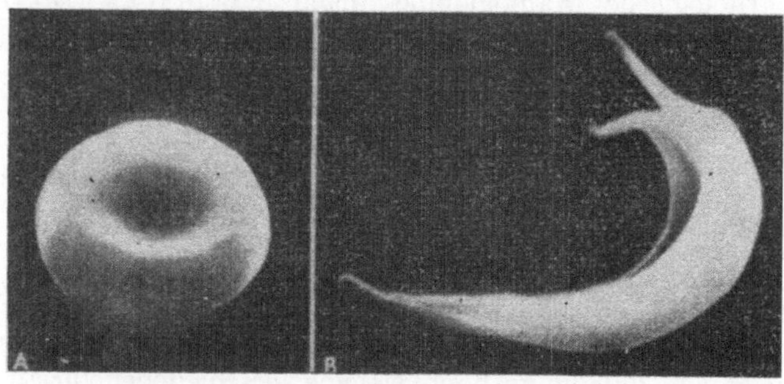

Abb. 22. Charakteristische Veränderungen der Erythrozyten bei Patienten mit
Sichelzellanämie
(A) oxygenierter, (B) desoxygenierter Zustand
(Raster-Elektronenmikroskop-Aufnahme von WHITE aus BUNN,
FORGET, RANNEY 1977)

zeigten NEEL und BEET 1949 unabhängig voneinander,
daß dieses Merkmal monogen dominant vererbt wird.
Homozygotie führt zum Krankheitsbild der Sichelzellanämie, die sich als chronisch hämolytische Anämie mit
Lymphknotenschwellung, Hepatosplenomegalie mit hämolytischen Krisen, Neigungen zu abdominalen Schmerz-
anfällen, Embolie, Gefäßthromben und Infarkten verschiedener Organe manifestiert und meist schon im
Kindesalter zum Tode führt. Heterozygote (Sichelzellmerkmal) sind unter normalen Bedingungen völlig gesund; nur bei niedrigem Sauerstoffgehalt nehmen die
Erythrozyten ebenfalls eine längliche Gestalt an. Homozygote besitzen anstelle des normalen Hb A nur das ab-
norme Hb S, Heterozygote bilden Hb S und Hb A (vgl.
Abb. 21). Mit dem Nachweis von Hb S (PAULING und Mitarbeiter, 1949) und dessen Strukturaufklärung (INGRAM,
1957) wurde erstmals der direkte Beweis für die Synthese
eines veränderten Proteins infolge einer Genmutation erbracht.

Pathobiochemisch liegt dem Hb S eine Aminosäuresubstitution von Glutaminsäure in Position 6 der β-Kette
durch Valin zugrunde, die molekulargenetisch durch eine
Transversion A$\rightarrow$U im zweiten Nukleotid des Glutaminsäure-spezifischen Codons (GAG) bedingt wird (s. 4.3.1.).
Da keine weiteren Veränderungen in der β-Kette statt-
gefunden haben, ist das Sichelphänomen allein auf die
Aminosäuresubstitution Glu$\rightarrow$Val an der Oberfläche des
Globinmonomeren zurückzuführen. Damit stellt Hb S eine
der wenigen Hämoglobinvarianten dar, bei der Aminosäuresubstitutionen an der Oberfläche des Moleküls sich
folgenschwer auswirken.

5.1.1.2. Das Sichelphänomen

Die Beobachtung, daß bei Homozygoten (Sichelzellanämie) schon unter normalen Bedingungen Sichelzellbildung auftritt, während sie bei Heterozygoten erst bei

extremem Sauerstoffmangel nachweisbar ist, konnte durch in vitro Untersuchungen bestätigt werden. Unter physiologischen Bedingungen beginnt in Erythrozyten von Homozygoten bei einem Sauerstoffgehalt unter 85% die Sichelzellbildung und ist bei 38% nahezu vollständig. Bei Heterozygoten setzt dieser Prozeß erst bei weniger als 40% Sauerstoffsättigung ein. In vivo korreliert entsprechend der Prozentsatz von Sichelzellen im Venenblut reziprok zur Sauerstoffsättigung des Blutes.

Bei Sauerstoffmangel lassen sich in den Hb S-haltigen Erythrozyten elektronenoptisch intrazellulär langgestreckte Aggregate von Hb S-Molekülen nachweisen. Bei Oxygenierung verschwinden diese.

Die „Sichelung" ist also normalerweise reversibel. Durch die Wiederholung dieses Prozesses in Abhängigkeit von der Sauerstoffversorgung kommt es jedoch vielfach zu Membranveränderungen, die zur Rigidität und zu persistierenden Sichelformen führen (irreversible Sichelzellen).

An der Entstehung der Aggregate sind neben dem primär durch die Mutation bedingten Aminosäureaustausch der hydrophilen Glutaminsäure durch den hydrophoben Valinrest noch weitere Aminosäurereste des Gesamtmoleküls beteiligt. Durch die Kombination verschiedener Hämoglobinvarianten in in vitro Experimenten konnten Rückschlüsse auf die Bedeutung dieser Positionen im Polypeptid bei der Aggregation der Hb S Moleküle gezogen werden. In Abhängigkeit von der substituierten Aminosäure bei der eingesetzten Hämoglobinvariante ändert sich die für die Polymerisation erforderliche Mindestkonzentration. So ist die Aggregationsneigung von Hb C Harlem ($\alpha_2\beta_2^{6\,Glu\to Val,\,73\,Asp\to Asn}$) und bei Kombinationen von Hb S mit Hb Korle-Bu ($\alpha_2\beta_2^{73\,Asp\to Asn}$) geringer, während eine sehr starke Tendenz z. B. mit Hb O-Arab ($\alpha_2\beta_2^{121\,Glu\to Lys}$) und Hb D Punjab ($\alpha_2\beta_2^{121\,Glu\to Gln}$) beobachtet wird. Danach spielen offenbar die Positionen β 73 Asp und β 121 Glu eine wichtige Rolle als Kontaktpunkte zwischen benachbarten Molekülen in Sichelzellpolymeren. Daneben scheinen bei der Aggregation auch Wechselwirkungen zur α-Kette vorzuliegen, wie aus Versuchen mit verschiedenen α-Kettenvarianten belegt werden konnte. So ist z. B. die Aggregationsneigung von Hb Memphis ($\alpha_2{}^{23\text{Glu}\rightarrow\text{Gln}}\beta_2{}^{6\text{Glu}\rightarrow\text{Val}}$) geringer als vom Hb S. Die submikroskopische Anordnung der Hb S-Moleküle in den Aggregaten wurde elektronenmikroskopisch und mit Röntgenstrukturanalysen untersucht.

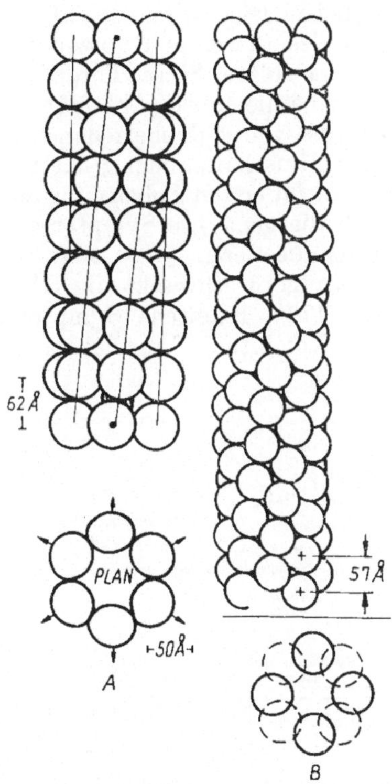

Abb. 23. Modelle zur helicalen Anordnung der Hämoglobinmoleküle im Hb S-Aggregat
(A) 6strängige Anordnung nach FINCH et al. 1973
(B) 8strängige Anordnung nach JOSEPHS et al. 1976

Die Ergebnisse führten zu Modellen mit sechs- bis acht-
strängiger Anordnung helicaler Regionen (Abb. 23).

5.1.1.3. Klinik

Die klinischen Erscheinungen bei höherer intrazellu-
lärer Hb S-Konzentration erklären sich aus der oben dargestellten Sichelzellbildung bei niedrigem Sauerstoffdruck,
die über erhöhte Viskosität des Blutes und vorzeitigem
Zerfall der Erythrozyten zu vasculärer Stase, Thromben-
bildung und hämolytischer Anämie führt (Abb. 24). Da
die hohe Hb S-Menge bei Homozygotie (Sichelzellanämie)
erst mit dem vollständigen Umschalten der γ-Ketten-
synthese auf die der β-Ketten im ersten Lebensjahr auftritt (s. 6.1.2.), beginnt sich die genannte Symptomatik
auch erst in dieser Zeit zu manifestieren.

Bei heterozygoten Anlageträgern schwankt die Hb S-
Menge zwischen 25% und 47%. Klinische Symptome
treten bei dieser genetischen Konstitution nur bei starker

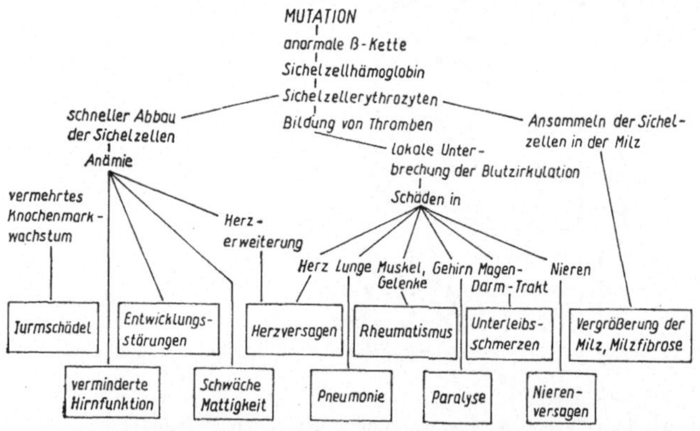

Abb. 24. Schematische Darstellung der Krankheitssymptome bei der Sichelzellanämie (Hb S/Hb S) und ihrer Ursachen
(verändert nach STRICKBERGER aus BARKHAUSEN et al. 1977)

Hypoxie (z. B. in großen Höhen, Narkose, angeborener Herzfehler) auf.

Definitionsgemäß werden Krankheitsformen mit 50% Hb S unter dem Oberbegriff Sichelzellkrankheiten (sickle cell disease) zusammengefaßt. Neben der Sichelzellanämie schließt diese Definition auch Doppelt-Heterozygote mit anderen Anomalien der β-Kette und Kombinationen mit β-Thalassämie ein. Bei diesen Heterozygoten werden unterschiedliche Syntheseraten der Hämoglobinvarianten nachgewiesen. Bei Hb S/Hb C-Kombinationen ergeben sich Verhältnisse von etwa 1:1, bei Hb S/Hb K Woolwich etwa 3:2, bei Hb S/Hb D Punjab etwa 2:3. Alle drei Kombinationen führen zu mehr oder weniger stark ausgeprägten hämolytischen Anämien. Dagegen werden bei einigen Doppelt-Heterozygoten (Hb S/Hb D Ibadan, Hb S/Hb J Baltimore und andere) so geringe Mengen von Hb S gebildet, daß die Symptome einer hämolytischen Anämie nicht manifest werden.

Die Sichelzellanämie tritt vor allem bei Negern aus den Malariagebieten (Mittel- und Ostafrika) auf. Die Heterozygotenfrequenz erreicht in einigen Gebieten Afrikas bis zu 44%. Diese hohe Frequenz (trotz Letalität bei Homozygoten) wird durch einen Heterozygotenvorteil hinsichtlich erhöhter Malariaresistenz erklärt.

Therapieversuche konzentrieren sich in den letzten Jahren auf die medikamentöse Verhinderung der Aggregation von Hb S. In in vitro Versuchen konnten eindeutig positive Ergebnisse z. B. mit Harnstoff und Cyaniden erzielt werden. Erste positive in vivo Befunde lassen in der Zukunft auf erfolgreiche Therapie mit „anti-sickling agents" hoffen.

Bei diesem Stand der Therapie kommt der genetischen Familienberatung bei entsprechenden Risikopaarungen eine entscheidende Bedeutung zu. Ehen zwischen Heterozygoten sind zu vermeiden bzw. ist von Kindern abzuraten. Neuerdings wird auch die pränatale Diagnose der Sichelzellanämie (und β-Thalassämie) möglich. Da die Genexpression für die β-Kettengene schon in den ersten

Schwangerschaftsmonaten beginnt (s. 6.1.1.), lassen sich durch hämatologische Analysen von fetalen Blutproben, die mittels Fetoskopie und Plazentaaspiration gewonnen wurden, Homozygote und Heterozygote erkennen. Beim Nachweis von Homozygoten ist zur Interruptio zu raten.

5.1.2.   Hb C (β 6 Glu→Lys)

Hb C ist wahrscheinlich die nach Hb S häufigste Hämoglobinvariante und tritt hauptsächlich unter der Negerbevölkerung auf. In einigen Gebieten Westafrikas liegt die Genfrequenz bei 28%. Über 2% der Negerbevölkerung der neuen Welt sind Heterozygote.

Im Unterschied zu Hb S ist bei der β-Kettenvariante Hb C Glutaminsäure in Position 6 durch Lysin ersetzt. Homozygotie für das entsprechende Gen führt zur Hb C-Anämie, die durch eine milde hämolytische Anämie mit Splenomegalie klinisch gekennzeichnet ist. Im Blut lassen sich erhöhte Mengen von Targetzellen und Mikrosphärozyten sowie sogenannte Stab- oder Kristallzellen nachweisen. Heterozygote Anlagenträger (Hb C-Merkmal) enthalten in den Erythrozyten 30—40% Hb C und sind klinisch gesund.

Durch die Aminosäuresubstitution Glu→Lys ist Hb C weniger gut löslich als Hb A und neigt zur Bildung von Aggregaten. In vitro bilden sich in hypertonischen Lösungen hexagonale Kristalle aus. Der morphologische Unterschied zu Hb S-Aggregaten läßt auf molekulare Unterschiede in der Konformation schließen. Auf dieser Kristallbildung ist offenbar die höhere Rigidität der Erythrozyten und deren verkürzte Lebenszeit zurückzuführen, die die pathologischen Erscheinungen der Hb C-Anämie bedingen.

5.2. *Hämoglobine mit Präzipitationsneigung (instabile Hämoglobine)*

Als instabile Hämoglobine bezeichnet man Hb-Strukturvarianten, die auf Grund einer oxidativen Denaturierung in den Erythrozyten ausfallen und in Form von Heinz-Körpern (Abb. 25) vorliegen. Bisher sind über 50 instabile Hämoglobinvarianten bekannt, die zu einer congenitalen (autosomal dominanter Erbgang) hämolytischen Anämie mit Heinz-Körperbildung und Mesobilifuscinurie führen (congenital Heinz body anemia = CHBA). Die betroffenen Individuen sind heterozygot. Homozygote sind offenbar nicht lebensfähig.

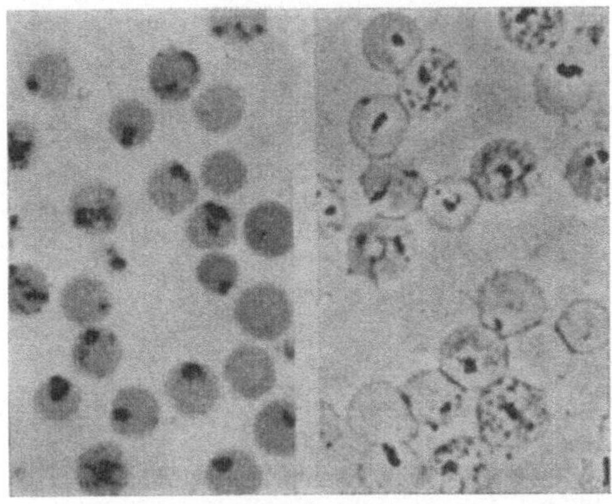

Abb. 25. Nachweis von Heinz-Körpern im Blut eines Patienten
mit der instabilen Hämoglobinvariante Hb Köln
(A) Brillantkresylblaupräparat
(B) Präparat nach Säureelution pH 3,1
(aus KLEIHAUER 1976)

5.2.1. *Molekularpathologie*

Die Instabilität der Hämoglobine kann durch verschiedene Veränderungen im Hämoglobintetrameren bedingt werden.

6 Herrmann

5.2.1.1. Aminosäuresubstitutionen in der Nachbarschaft zum Häm

Das Häm befindet sich in einer hydrophoben Tasche des Globinmonomeren und tritt dabei mit bestimmten nicht-polaren Aminosäuren der CD, E, F und FG-Regionen in Wechselwirkung (vgl. 2.3.). Durch Substitutionen dieser Aminosäuren (Abb. 26) wird die Häm-Globin-Bindung be-einträchtigt und Instabilität verursacht. Bei vier dieser instabilen Hämoglobinvarianten (Hb Bristol, Hb Olm-stead, Hb Sheperds Bush, Hb Borås) ist eine nicht-polare Aminosäure durch eine polare ersetzt.

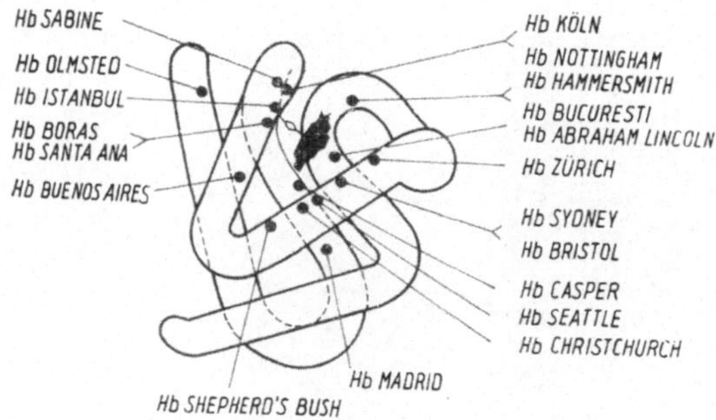

Abb. 26. Instabile Hämoglobinvarianten der β-Kette
(Beachte die Lage der Aminosäuresubstitutionen zur Hämgruppe)
(aus WHITE 1976)

5.2.1.2. Störung in der Sekundärstruktur der Globinketten

Acht instabile Hämoglobinvarianten gehen auf eine Leucin → Prolin und zwei auf eine Alanin → Prolin Substitution zurück (vgl. Tab. 3, 4 u. 8). Durch den Prolineinbau wird die regelmäßige Struktur der α-Helix gestört, da die sekundäre Aminosäure Prolin sich nicht in die helicalen Strukturen einfügen läßt.

5.2.1.3. Aminosäuresubstitutionen im Inneren der Monomere

Durch Aminosäuresubstitutionen im Inneren der Globinmonomere, die zum Austausch nicht-polarer Aminosäuren durch polare Aminosäuren führen, wird Instabilität bewirkt (Hb Sögn, Hb Riverdale-Bronx, Hb Russ, Hb Ann Arbor, Hb Wien).

Neutrale Aminosäuresubstitutionen (Ersatz einer polaren durch eine polare Aminosäure, Ersatz einer nichtpolaren durch eine nichtpolare Aminosäure) können die Stabilität des Hämoglobins auf Grund der verschiedenen stereochemischen Eigenschaften der Seitenketten verändern (17 von 46 instabilen Varianten).

Eine Reihe von Hämoglobinvarianten (z. B. Hb Philly) sind auf Grund von Aminosäuresubstitutionen in der $\alpha_1\beta_1$-Kontaktregion instabil. Die Substitutionen in dieser Region bewirken eine Dissoziation in die instabilen α- und β-Monomere, die im normalen Hämoglobin nur unter extremen Bedingungen möglich ist.

5.2.1.4. Aminosäuredeletionen

Alle neun bisher beschriebenen Deletionen der β-Kette (von der α-Kette sind noch keine bekannt) gehören zu den instabilen Hämoglobinen. Ihre Lage in bzw. an interhelicalen Bereichen (Abb. 27) bewirkt eine Störung der Wechselwirkungen innerhalb und zwischen den Untereinheiten. Beim Hb Gun Hill wird durch den Ausfall der fünf Aminosäuren (einschließlich β 92 His) in der F-FG-Region eine Häm-Globin-Bindung in der β-Kette unmöglich.

5.2.1.5. Kettenverlängerung

Bei Hb Cranston wird die Instabilität vermutlich durch die zusätzliche hydrophobe Sequenz am C-terminalen Ende der β-Kette bewirkt (vgl. 4.3.4.).

6*

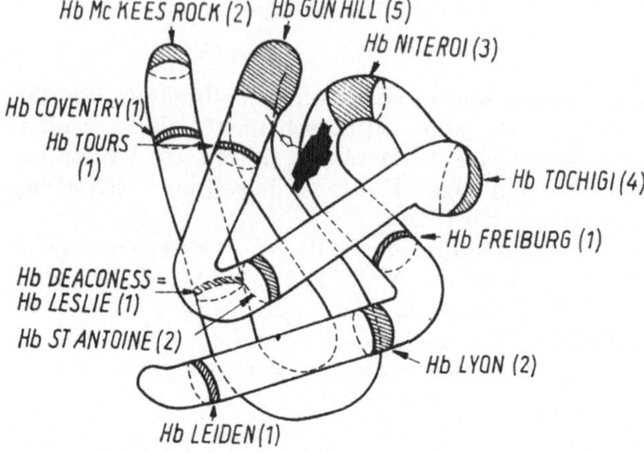

Abb. 27. Instabile Hämoglobinvarianten, die auf Deletionen zurückgehen.
(aus WHITE 1977, verändert)

5.2.2. Pathophysiologie

Die Hämolyse bei Patienten mit instabilen Hämoglobinen wird offensichtlich durch die Bildung von Heinz-Körpern in den Zellen und die daraus resultierenden Veränderungen der Plastizität der Erythrozyten hervorgerufen. Außerdem treten Störungen des Glutathionstoffwechsels auf. Der Grad der Hämolyse wird durch die synthetisierte Proteinmenge und den Grad ihrer Instabilität bestimmt. Die Schwere der Anämie hängt jedoch von der veränderten O_2-Affinität des betroffenen Proteins ab. Die Mesobilifuszinurie ist eine direkte Folge der Freisetzung und des Abbaus von Hämgruppen.

5.3. *Hämoglobine mit veränderter O_2-Affinität*

Bei den meisten Hämoglobinvarianten mit veränderter O_2-Affinität (s. Tab. 3, 4 u. 8) wird durch spezifische Aminosäuresubstitutionen die normale Ausbildung der R- und T-Konformation (Oxy- und Desoxyform) des Hämoglobinmoleküls beeinflußt. Wenn die Stabilität der T-Struktur verringert wird, erfolgt die Umwandlung in die R-Struktur zu einem früheren Zeitpunkt während der O_2-Bindungsvorgänge als beim Hb A (vgl. 3.1.). Die Folge davon ist eine erhöhte O_2-Affinität und eine geringere Häm-Häm-Wechselwirkung. Wird durch Mutationen die Stabilität der R-Struktur herabgesetzt, dann besitzt die Variante eine erniedrigte O_2-Affinität.

Eine erhöhte O_2-Affinität des Hämoglobins führt zur verminderten Abgabe von Sauerstoff in den Geweben und zur Polyzythämie. Erniedrigte O_2-Affinität manifestiert sich klinisch als Anämie; bei besonders starker Ausprägung als Zyanose. Eine medizinische Betreuung ist nicht erforderlich.

Einige instabile Hämoglobine besitzen ebenfalls eine veränderte O_2-Affinität. Da bei ihnen die Präzipitationsneigung und Hämolyse im Vordergrund stehen, wurden sie unter 5.2. behandelt. Methämoglobine werden im nachfolgenden Kapitel gesondert betrachtet.

5.3.1. *Hämoglobine mit erniedrigter O_2-Affinität*

Das erste beschriebene Hämoglobin dieser Gruppe ist das Hb Kansas. Die Patienten — Mutter und Sohn — wiesen eine Zyanose mit normalen Hämoglobinwerten und ohne Hämolyse auf. Die Zyanose bestand auf Grund einer nur 60%igen O_2-Sättigung des arteriellen Blutes trotz $P_a\,O_2$ von 100 mm Hg. Nach Einatmung von 100%igem O_2 stieg die O_2-Sättigung um 35%. Daraus war eine allgemein verringerte O_2-Affinität des Gesamtblutes zu schlußfolgern.

Untersuchungen zur Struktur-Funktions-Beziehung im Hb-Kansas wurden sehr intensiv durchgeführt. Bei dieser Hämoglobinvariante ist in Position 102 der β-Kette Asparagin durch Threonin ersetzt. Da sich dadurch die Wasserstoffbrücke zwischen 102 β Asn und 94 α Asp nicht ausbilden kann, ist die $\alpha_1\beta_2$-Kontaktstelle so stark betroffen, daß Hb Kansas in $\alpha\beta$-Dimere dissoziiert. Neben der erniedrigten O_2-Affinität und fehlender Häm-Häm-Wechselwirkung lassen sich eine erhöhte Spontanoxydation und Hitzelabilität nachweisen. Der Bohr-Effekt ist normal.

Die geringe O_2-Affinität scheint in der instabilen R-Struktur begründet zu sein. Die Umwandlung von der T- in die R-Konformation erfolgt relativ spät während der O_2-Bindung. In Gegenwart von 2,3-DPG oder anderer organischer Phosphate hat das mit Sauerstoff gesättigte Hb Kansas noch charakteristische Eigenschaften der T-Struktur.

Bei den Hämoglobinvarianten Hb Beth Israel (β 102 Asn→Ser) und Hb Titusville (α 94 Asp→Asn) wird ebenfalls die $\alpha_1\beta_2$-Kontaktstelle (α 94 Asp — β 102 Asn) von Aminosäuresubstitutionen betroffen. Die beobachteten niedrigen O_2-Affinitäten entsprechen denen von Hb Kansas. Neben den genannten zeigen noch vier weitere stabile und einige instabile Hämoglobinvarianten eine erniedrigte O_2-Affinität (vgl. Tab. 3 u. 4).

5.3.2. *Hämoglobine mit erhöhter O_2-Affinität*

Seit 1966 die erste Hb-Variante mit erhöhter O_2-Affinität (die erste Hb-Variante mit veränderter O_2-Affinität überhaupt) — das Hb Chesapeake — bei einem 81jährigen Mann gefunden wurde, sind eine Reihe neuer Fälle beschrieben worden (vgl. Tab. 3 u. 4).

Über die Hälfte aller Hb-Varianten mit erhöhter O_2-Affinität kann durch elektrophoretische Routinemethoden erkannt werden. Bei einigen sind jedoch kompli zierte Trennmethoden erforderlich. O_2-Affinitätsmessungen lassen sich zur Charakterisierung von Hb A verwenden und sollten bei Fällen mit Polyzythämie, die keine Unterschiede im elektrophoretischen Verhalten zum Hb A zeigen, angewandt werden.

Die Veränderung der O_2-Affinität variiert sehr stark und alle Varianten (außer Hb Little Rock) haben eine veränderte Häm-Häm-Wechselwirkung oder/und einen veränderten Bohr-Effekt. Ursachen sind wie bei Hb-Varianten mit erniedrigter O_2-Affinität stereochemische Änderungen an den unterschiedlichsten Stellen im Hb-Tetrameren.

5.3.2.1. *Varianten mit Aminosäuresubstitutionen in der $\alpha_1\beta_2$-Kontaktzone*

Oxyhämoglobin dissoziiert in Lösung an der $\alpha_1\beta_2$-Kontaktzone schneller in seine Dimere ($\alpha_2\beta_2 \rightleftharpoons 2\alpha\beta$) als Desoxyhämoglobin. (Eine Spaltung an der $\alpha_1\beta_1$-Kontaktzone ist nur unter extremen Bedingungen möglich.) Von einer Reihe von Hämoglobinvarianten mit Aminosäuresubstitutionen an der $\alpha_1\beta_2$-Kontaktzone ist bekannt, daß sie im Desoxyzustand schneller in Dimere dissoziieren als Desoxyhämoglobin A (Hb Kempsey, Hb Bethesda).

Bei den Hämoglobinvarianten Hb Yakima (β 99 Asp→His), Hb Kempsey (β 99 Asp→Asn) und Hb Ypsilanti (β 99 Asp→Tyr) ist spezifisch Asparagin in Position 99 der β-Kette substituiert. Im Hb A bildet sich zwischen β 99 Asp und α 42 Tyr eine Wasserstoffbrücke aus (Abb. 28), die für den $\alpha_1\beta_2$-Kontakt in der Desoxyform von großer Wichtigkeit ist. Die substituierten Aminosäuren gehen diese Bindung nicht ein, damit wird die Oxyform stabilisiert und eine erhöhte O_2-Affinität gegenüber Hb A erreicht.

Für die Varianten Hb Chesapeake, Hb J Capetown und Hb Malmö ist eine Störung der $\alpha_1\beta_2$-Kontaktzone bekannt, ohne daß die genaue Ursache bisher aufgeklärt werden konnte.

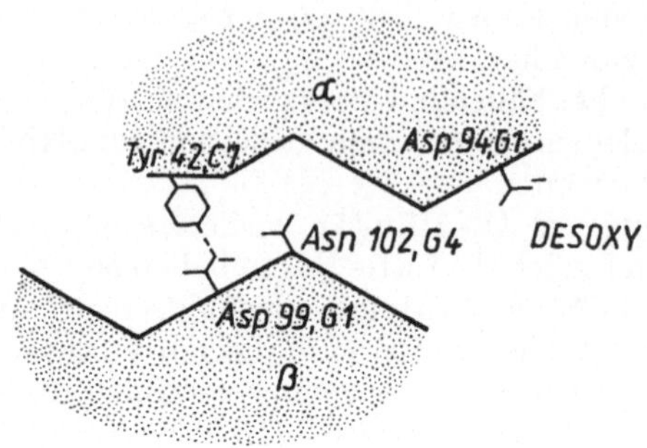

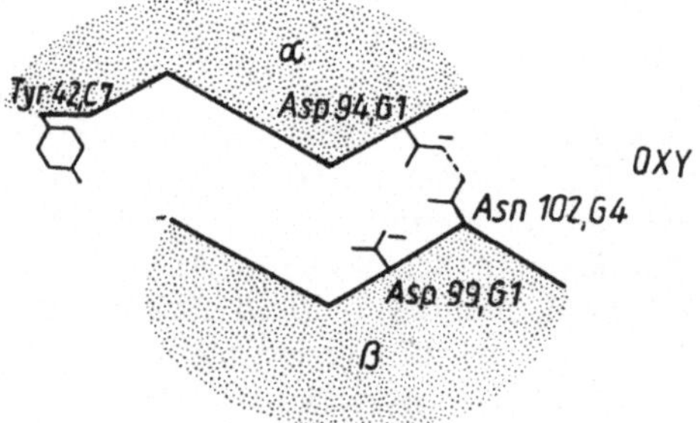

Abb. 28. Veränderungen in der $\alpha_1\beta_2$-Kontaktzone während der Oxygenierung
(aus BUNN, FORGET, RANNEY 1977)

5.3.2.2. Varianten mit Aminosäuresubstitutionen im C-terminalen Ende der β-Kette

Bisher sind 4 Varianten mit Aminosäuresubstitutionen im C-terminalen Ende der β-Kette bekannt, die eine Änderung der $\alpha_1\beta_2$-Wechselwirkung und damit eine erhöhte O_2-Affinität verursachen. Bei diesen Varianten ist gleichzeitig ein verringerter alkalischer Bohr-Effekt zu beobachten, da etwa 50% der Bohr-Protonen von der wichtigen Salzbindung (im Desoxyzustand) zwischen dem

Imidazolrest des β 146 Histidin und der Carboxylgruppe der β 94 Asparaginsäure stammen. Im Hb Hiroshima verhindert die Aminosäuresubstitution in Position β 146 (His→Asp) die Bildung dieser Salzbindung. Der Bohr-Effekt dieser Hb-Variante ist um die Hälfte verringert.

Eine Ausnahme in dieser Gruppe ist das Hb Little Rock, bei dem in Position β 143 Histidin gegen Glutaminsäure ausgetauscht wurde. Häm-Häm-Wechselwirkung und Bohr-Effekt sind normal. Einzige Abnormität dieser Variante ist die erhöhte O_2-Affinität, die sich durch zwei Mechanismen erklären läßt: Normalerweise wird das 2,3-DPG über Salzbindung an das Histidin β 143 gebunden. Diese Reaktion ist mit der substituierten Glutaminsäure nicht mehr möglich, so daß die Stabilität der Desoxyform verringert ist. Außerdem wird die Oxyform infolge zusätzlicher Wasserstoffbrücken zwischen beiden β-Ketten stabilisiert.

5.3.2.3. Varianten mit Aminosäuresubstitutionen im Häm-Kontaktbereich

Bei der Hb-Variante Hb Heathrow (β 103 Phe→Leu) liegt die Aminosäuresubstitution an einer Position, die im engen Kontakt zu der Hämgruppe steht und vermutlich eine Rolle bei der Bewegung der Hämplatte zwischen Oxy- und Desoxyzustand spielt. β 103 Phe ist in α-, β-, γ- und δ-Kette beim Menschen und sogar bei verschiedenen Tierarten invariant. Das substituierte Leucin hat wahrscheinlich einen ähnlichen Hämkontakt (beim Myoglobin ist Leucin normalerweise an dieser Position), fixiert die Hämgruppe, aber vermutlich in der Oxykonformation.

5.3.2.4. Varianten mit Aminosäuresubstitutionen an der Oberfläche

Beim Hb Olympia (β 20 Val→Met) ist eine Aminosäure substituiert, die an der Oberfläche des Hämoglobintetrameren liegt und weder an der Hämbindung noch an

Kontaktbildungen beteiligt ist. Bisher gibt es noch keine Erklärung für die erhöhte O_2-Affinität.

5.4. Methämoglobinämien

Im Methämoglobin befindet sich das Eisenatom der Hämgruppe im dreiwertigen Ferrizustand (Fe^{+++}) und kann mit Sauerstoff keine reversible Bindung eingehen. Die sechste Koordinationsstelle des Eisens ist mit H_2O oder anionischen Liganden, wie z. B. CO_2, besetzt. Das Reduktionspotential ist etwa $250\times$ größer als das Oxidationspotential. Normalerweise wird das ständig durch Oxidation aus Hämoglobin gebildete Methämoglobin durch Enzymsysteme, die in den Erythrozyten lokalisiert sind, reduziert, so daß nur etwa 1% des Gesamthämoglobins als Methämoglobin vorliegt:

$$Hb(Fe_4^{++}) \quad \leftrightharpoons \quad Hb(Fe_4^{+++})$$
$$\text{Hämoglobin} \qquad \text{Methämoglobin}$$

Bei einigen genetisch bedingten Anomalien ist der Methämoglobingehalt im Blut deutlich erhöht. Ein Typ dieser Methämoglobinanämien geht auf einen Enzymdefekt (enzymopathische Methämoglobinämie) zurück, ein anderer auf ein abnormes Hämoglobin (hämoglobinopathische Methämoglobinämie).

5.4.1. Enzymopathische Methämoglobinämie

Von den zwei bekannten $NADH_2$-abhängigen-Methämoglobin-Reduktasen ist die Reduktase I vermutlich für 95% der Reduktionskapazität verantwortlich. Die Reduktase II übernimmt die restlichen 5%. Weiterhin sind zwei $NADPH_2$-abhängige Dehydrogenasen bekannt, die aber nur eine geringe physiologische Bedeutung haben (Abb. 29). Ein Mangel an der $NADH_2$-abhängigen

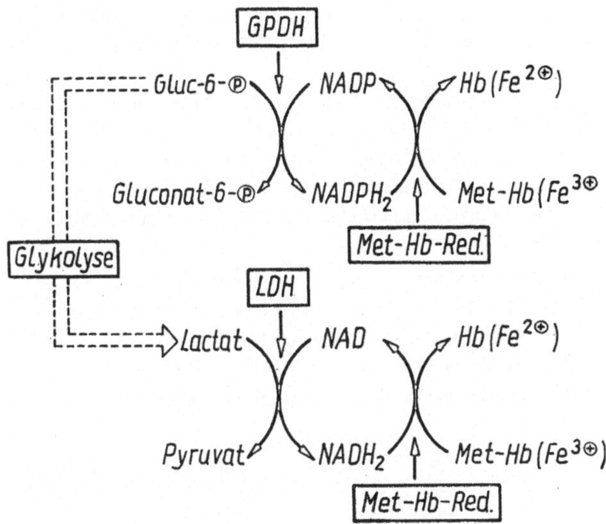

Abb. 29. Methämoglobinreduktion
(aus RAPOPORT 1977)

Methämoglobin-Reduktase führt zur enzymopathischen Methämoglobinämie. Dieser genetisch bedingte Defekt wird autosomal rezessiv vererbt. Die Träger weisen eine erhebliche Zyanose auf. Der Anteil von Methämoglobin ist unterschiedlich hoch und kann bis zu 40% betragen. In vielen Fällen kann eine Behandlung mit Methylenblau oder Ascorbinsäure eine Reduktion des Methämoglobins bewirken.

5.4.2. Hämoglobinopathische Methämoglobinämie

Bereits seit 1800 sind in Japan (NO von Honshu) Familien mit Zyanosen bekannt. Man nannte die Krankheit „Kochikuro" (schwarzer Mund). 1950 fand man in derselben Region mehr als 70 Fälle von Zyanosen, die

Blut „so schwarz wie eine japanische Sojabohnensoße" hatten. Später wurde diese Methämoglobinämie auf das Hb M Iwate zurückgeführt.

Hämoglobinopathische Methämoglobinämien werden autosomal dominant vererbt. Bisher sind fünf Methämoglobine bekannt. Bei ihnen ist das Eisen (Fe^{+++}) über eine Ionenbindung mit einer abnormen Aminosäure der α- oder der β-Kette verbunden. Die fünf relativ seltenen Strukturvarianten sind:

Hb M Boston	(58 His→Tyr)
Hb M Iwate	(87 His→Tyr)
Hb M Saskatoon	(β 63 His→Tyr)
Hb M Milwaukee-1	(β 67 Val→Glu)
Hb M Hyde Park	(β 92 His→Tyr).

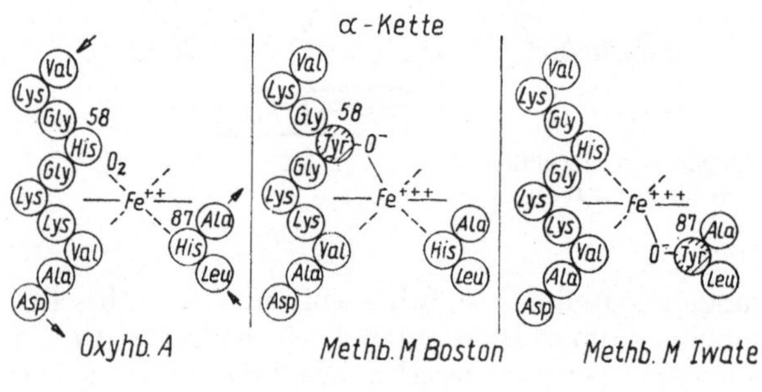

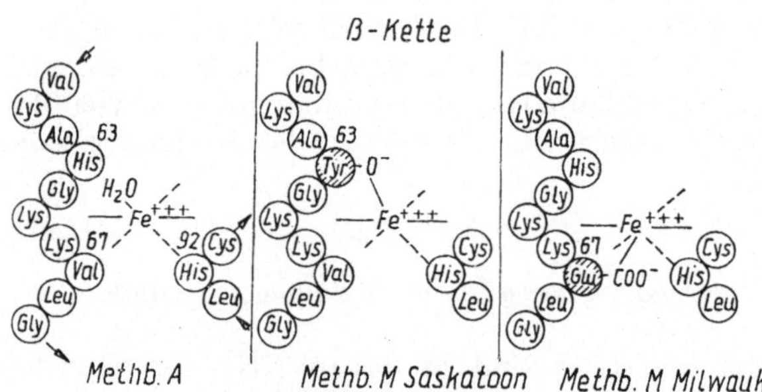

Abb. 30. Schematische Darstellung der Bindung des dreiwertigen Eisens an Methämoglobinvarianten
(Tönz 1968 aus Harris 1974)

Vier der fünf Methämoglobine entstehen durch Substitution des Tyrosins für das proximale (F8, α 87, β 92) oder das distale (E7, α 58, β 63) Histidin der α- oder der β-Kette (Abb. 30). Die Phenolgruppe des Tyrosins ist in der Lage, eine kovalente Bindung mit dem Eisen herzustellen, so daß das Eisen in der oxidierten Form (Fe^{+++}) stabilisiert wird.

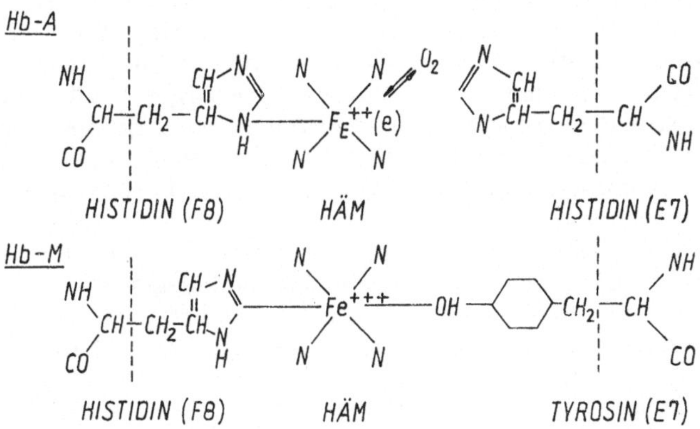

Hb-A

HISTIDIN (F8)   HÄM   HISTIDIN (E7)

Hb-M

HISTIDIN (F8)   HÄM   TYROSIN (E7)

Ist die α-Kette durch eine Substitution betroffen, weisen die Methämoglobine eine erniedrigte O_2-Affinität auf und der Bohr-Effekt ist stark verringert; bei Aminosäuresubstitutionen in der β-Kette ist die O_2-Affinität gering erhöht und der Bohr-Effekt normal. Hb M Milwaukee-1 unterscheidet sich von den anderen Hb M-Varianten der β-Kette durch eine erniedrigte O_2-Affinität.

Die Methämoglobine — außer Hb M Saskatoon — sind mittels Röntgenstrukturanalysen untersucht worden. Dadurch konnten genauere Informationen über die sterischen Beziehungen erhalten werden. In diesem Zusammenhang sollen nur die am Hb M Boston (α E7 Tyr) erhaltenen Befunde dargestellt werden. Das desoxygenierte Hb M Boston ist isomorph mit Desoxyhämoglobin A. Das α-Häm-Fe^{+++} ist mit der Phenolatgruppe von E7

Tyrosin verbunden. Auf Grund einer Verschiebung zur distalen Seite des Porphyrinringes ist eine Bindung mit dem proximalen Histidin (F8) nicht mehr möglich. Damit weist das Fe^{+++} des abnormen Monomeren fünf Koordinationsstellen auf. Es ist wahrscheinlich, daß Hb M Boston auch nach Oxygenierung in der T-Konformation bleibt und daher eine geringe O_2-Affinität und einen fehlenden Bohr-Effekt aufweist. Wird Hb M Boston chemisch reduziert zu $\alpha_2^{++}\beta_2^{++}$, so sind eine normale Häm-Häm-Wechselwirkung und ein fast normaler Bohr-Effekt zu beobachten. Vermutlich bindet das reduzierte Eisen (Fe^{++}) mit dem proximalen Histidin (F8), weil die Phenolatgruppe nur eine geringe Affinität für Fe^{++} hat. Falls diese Annahmen stimmen, muß das Eisenatom durch den Porphyrinring „hindurchwandern".

Der Prozentsatz an Methämoglobin bei der hämoglobinopathischen Methämoglobinämie beträgt 25—50% vom Gesamthämoglobin. Da alle Methämoglobine weniger Sauerstoff zu binden vermögen als Hb A kommt es zur Zyanose, ohne daß weitere Symptome auftreten. In Abhängigkeit von der betroffenen Globinkette (α oder β) ist die Methämoglobinämie bereits bei der Geburt nachweisbar oder manifestiert sich im Laufe der folgenden Monate (s. 6.1.1.).

Einige Autoren fassen die instabilen Hämoglobine Hb St. Louis und Hb Freiburg als Methämoglobine auf. Beiden fehlen aber die klinischen, elektrophoretischen und spektralen Eigenschaften der oben genannten Methämoglobine.

6.   Molekulargenetik der Hämoglobinsynthese

6.1.   *Ontogenese der Hämoglobinbildung*

An der Bildung der normalen Hämoglobintypen des Menschen sind die strukturell verschiedenen Polypeptidketten α, β, γ, δ, ε und ζ beteiligt. Die einzelnen Hämo-

globintypen stellen dabei Tetramere aus jeweils einem
Paar differenter Polypeptidketten dar (s. 2.). In Ab-
hängigkeit vom Zeitpunkt der Synthese der einzelnen
Polypeptidketten läßt sich das Auftreten der verschiede-
nen Hämoglobintypen in der Ontogenese verfolgen
(Abb. 31 und Tab. 9).

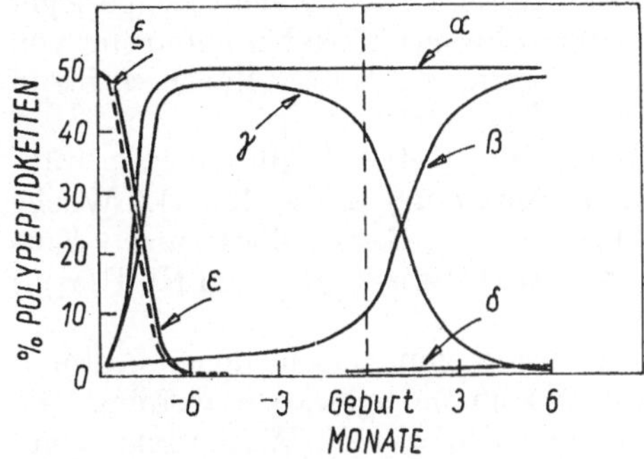

Abb. 31. Synthese der Globine in der Prä- und Postnatalzeit des Menschen
(aus BUNN, FORGET, RANNEY 1977)

Tabelle 9
Der prozentuale Anteil der verschiedenen Globintypen am Gesamthämoglobin
in verschiedenen Lebensaltern des Menschen
(aus KLEIHAUER 1976)

Über Hb Portland 1 liegen keine exakten Daten vor

Alter	Hb-Typ	Ketten-formel	Prozent vom Gesamtfarbstoff
Embryo	Hb Gower 1	$\zeta_2\varepsilon_2(\varepsilon_4?)$	25
2,5 cm	Hb Gower 2	$\alpha_2\varepsilon_2$	15
	HbF	$\alpha_2\gamma_2$	60
Embryo	HbF	$\alpha_2\gamma_2$	100
9 cm			
Neu-	HbF	$\alpha_2\gamma_2$	60—80*)
geborenes	HbA$_1$	$\alpha_2\beta_2$	20—40
	HbA$_2$	$\alpha_2\delta_2$	< 0,5
Erwachsener	HbA$_1$	$\alpha_2\beta_2$	97
	HbA$_2$	$\alpha_2\delta_2$	2,5
	HbF	$\alpha_2\gamma_2$	0,5

6.1.1. Synthese der Polypeptidketten

In sehr frühen Stadien der Embryonalentwicklung treten die embryonalen ε-Ketten auf. Parallel dazu ist der Synthesebeginn der ζ-Ketten anzusetzen. Während jedoch die ε-Ketten schon in der 10.—12. Schwangerschaftswoche verschwinden, spricht der Nachweis geringer Mengen von Hb Portland-1 ($\zeta_2\gamma_2$) im Nabelschnurblut von Neugeborenen für eine geringe ζ-Ketten-Synthese bis in die letzten Stadien der Fetalentwicklung.

Die Synthese der α- und γ-Ketten beginnt relativ frühzeitig und erreicht ihr Maximum in der 10.—12. Woche der Fetalentwicklung. Mit dem Beginn der α- und γ-Kettensynthese lassen sich Hb Gower-2 ($\alpha_2\varepsilon_2$) und Hb F ($\alpha_2\gamma_2$) nachweisen.

Die ersten β-Ketten sind von verschiedenen Autoren schon in der 6.—8. Woche nachgewiesen worden. Die Syntheserate bleibt jedoch bis zur 36. Woche relativ gering und nimmt erst von diesem Zeitpunkt an sprungartig zu. Bei Geburt erreicht sie $^1/_3$—$^1/_2$ der γ-Ketten-Synthese, die ihrerseits in den letzten Schwangerschaftswochen abnimmt und 6 Monate nach der Geburt auf 1% und weniger reduziert ist. Entsprechend erreicht die β-Kettensynthese in dieser Zeit ihr Maximum und Hb F ($\alpha_2\gamma_2$) wird fast vollständig durch Hb A ($\alpha_2\beta_2$) ersetzt.

δ-Ketten werden relativ spät im 3. Trimester gebildet. Mit ansteigender Syntheserate in den ersten zwölf Lebensmonaten liegt schließlich im adulten Hämoglobin ca. 2,5% HbA$_2$ ($\alpha_2\delta_2$) vor.

Betrachtet man parallel zur Synthese der einzelnen Ketten die Orte der Erythropoese, so zeigen sich folgende Veränderungen: 14 Tage post conceptionem beginnt die mesoblastische Periode, die zwischen dem zweiten und dritten Schwangerschaftsmonat endet. Überlappend beginnt die Bildung der Erythrozyten in der Leber und in geringem Grade in der Milz (hepato-lienale Bildungsperiode). Mit dem 4. Schwangerschaftsmonat setzt die medulläre Bildungsperiode ein, die am Ende der Schwan-

gerschaft die Leberhämatopoese praktisch vollständig
ersetzt (Abb. 32).

Diese rein zeitliche Korrelation beinhaltet keine strenge
Organspezifität für die verschiedenen Hämoglobintypen.
Tatsächlich zeigen eine Reihe von Beobachtungen, daß die
Synthese bestimmter Hämoglobintypen nicht spezifisch

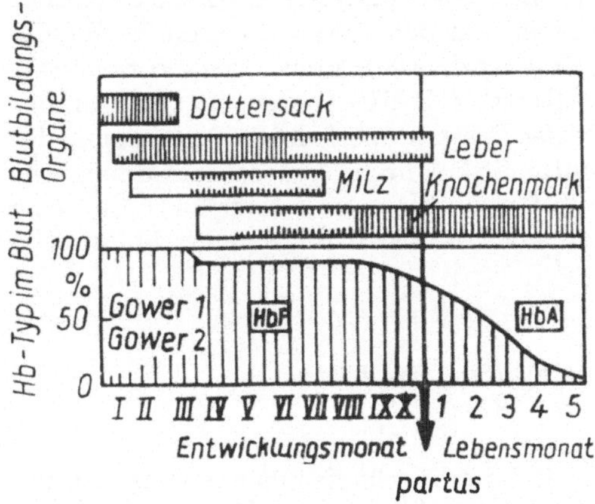

Abb. 32. Beziehungen zwischen den Blutbildungsperioden und den verschiedenen Hämoglobintypen in der Prä- und Postnatalzeit des Menschen
(aus KLEIHAUER 1976)

an die sich in den einzelnen Bildungsperioden morpholo-
gisch unterscheidenden roten Blutzellen gebunden ist.
So ist beispielsweise die Syntheserate von Hb F und Hb A
in fetalen erythroiden Zellen von Milz, Leber und Rücken-
mark in allen Stadien der Entwicklung gleich. In chemo-
therapeutisch behandelten Leukämiepatienten und nach
homologen Rückenmarkstransplantationen wird anfäng-
lich in den sich regenerierenden bzw. transplantierten
Rückenmarkszellen eine Synthese von fetalem Hämoglobin nachgewiesen ehe die Bildung von normalem Hb A
beginnt. Weiterhin findet man vermehrt Hb F auch im

Erwachsenenalter bei verschiedenen hereditären und erworbenen Blutkrankheiten.

Der Nachweis charakteristischer Syntheseraten der einzelnen Polypeptidketten in der Ontogenese ist wichtig für das Verständnis der klinischen Manifestierung von Thalassämie-Syndromen und anderen Hämoglobinopathien. Defekte in der Synthese von α- und γ-Ketten sind schon bei Geburt erkennbar, während eine Insuffizienz der β-Kettensynthese erst in den ersten Monaten der Neonatalperiode manifest wird. Analog dazu werden Strukturvarianten der β-Kette (z. B. Hb S) erst mit ihrem erhöhten Auftreten in der Postnatalperiode zur Ausprägung der klinischen Symptomatik führen. Andererseits ermöglicht die niedrige β-Kettensynthese im normalen Fetus eine pränatale Diagnostik vor der 20. Schwangerschaftswoche (vgl. 5.1.1.3.).

6.1.2. Die Umschaltung von fetalem zu adultem Hämoglobin

Über den molekularen Mechanismus der Umschaltung (switchover) der Polypeptidkettensynthese (γ-Ketten $\rightarrow$ β-Ketten), der von Hb F zu Hb A führt, ist bisher wenig bekannt. Aktivierung und Inaktivierung der betroffenen Strukturgene sind während dieses Prozesses sehr gut aufeinander abgestimmt. Die Synthese der β-Ketten beginnt zwar schon frühzeitig in der Fetalperiode, nimmt jedoch erst sprunghaft mit der 36. Schwangerschaftswoche zu (vgl. Abb. 31). Der Nachweis geringer Mengen von Hb Bart's (γ_4) im normalen Nabelschnurblut weist allerdings auf eine gewisse Inbalance zwischen α- und $\gamma + \beta$-Ketten-Synthese hin, die zu einem relativen Überschuß an γ-Ketten führt. Der Prozeß kann durch verschiedene Faktoren verzögert werden (Hypoxie, Retardation des intrauterinen Wachstums, D_1-Trisomie). Einmal induziert, ist der Umschaltvorgang jedoch nicht reversibel und die Produktion der γ- und β-Ketten erfolgt streng reziprok.

Diese umgekehrte Proportionalität ist jedoch bei krankhafter Persistenz oder Reaktivierung der Hb F-Synthese nicht gegeben. Bei experimenteller Hemmung der Synthese von γ-Ketten in Neugeborenen-Erythrozyten kommt es nicht zu einer kompensatorischen Erhöhung der β-Kettenproduktion.

Befunde einer erhöhten mütterlichen Synthese von Hb F während der Schwangerschaft weisen auf die mögliche Rolle von humoralen Faktoren bei der Kontrolle der fetalen Hämoglobinsynthese hin. Ursprung und Natur des vermuteten humoralen Faktors sind jedoch unbekannt. Die dem Erythropoietin zugeschriebene Bedeutung bei diesem Umschaltprozeß ist noch umstritten. Angenommen wird ein Einfluß auf die Regulation der Erythropoese im 3. Trimester; der direkte Nachweis der Beeinflussung der Umschaltprozesse steht jedoch noch aus. (In vitro wurde durch Erythropoietin eine Stimulierung, aber keine Veränderung hinsichtlich der Hb A/Hb F-Synthese beobachtet.)

Neben dem charakterisierten Umschaltmechanismus zwischen γ- und β-Kettensynthese existiert noch ein zweiter in der Postnatalperiode, der die verschiedenen Anteile $^A\gamma$- und $^G\gamma$-Ketten in Hb F bedingt (s. 6.2.1.2.).

## 6.2.			Die Globingene

### 6.2.1.			Anzahl der Globingene

Im Abschnitt 4. wurden die verschiedenen Varianten der α-, β-, γ- und δ-Ketten zusammengestellt. Durch genetische Untersuchungen von Familien mit abnormen Kettenvarianten konnte gezeigt werden, daß die Anomalien der einzelnen Ketten auf verschiedene Mutationen der entsprechenden Genloci zurückgehen; die einzelnen Polypeptide folglich von verschiedenen Genen codiert werden. Nach der „ein Gen — ein Polypeptid"-Beziehung muß den verschiedenen Polypeptidketten mindestens ein

Allel im haploiden Chromosomensatz zugrunde liegen. Neuere Befunde sprechen für das Vorliegen von mehr als einem α- bzw. γ-Globinlocus im haploiden Genom. In Abb. 33 sind die einzelnen Gene und ihre Genprodukte sowie deren Beteiligung an den normalen Hämoglobintypen schematisch dargestellt.

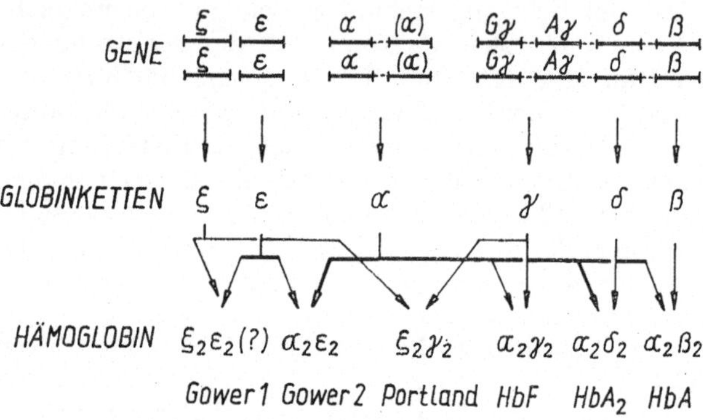

Abb. 33. Globingene und ihre Genprodukte
(aus BUNN, FORGET, RANNEY 1977)

6.2.1.1. Duplikation der α-Globingene

Für eine Duplikation von α-Kettengenen — zumindestens in einem Teil der Bevölkerung — sprechen folgende Befunde:

— Bei Doppelt-Heterozygoten für zwei α-Kettenvarianten (Hb J Buda und Hb G Pest, Hb Rampa und Hb Koya Dora, Hb G Philadelphia und Hb Seal Rock) wird neben dem zu erwartenden variantem Hämoglobin noch normales Hb A_1 nachgewiesen.
— Homozygote für die α-Kettenvariante Hb Constant Spring bilden noch nachweisbare Mengen normales Hb A_1.

— Bei den meisten Heterozygoten für α-Kettenvarianten ist die prozentuale Menge an variantem Hämoglobin geringer als bei Heterozygoten für β-Kettenvarianten.

Gegen das Vorliegen von duplizierten α-Kettengenen spricht das eindeutige Fehlen von normalem Hb A_1 bei Homozygoten für die α-Kettenvarianten Hb J-Tongariki und Hb G-Philadelphia.

Diese widersprüchlichen Befunde lassen sich dahingehend interpretieren, daß die menschliche Population hinsichtlich der Anzahl von α-Kettenloci heterogen ist: Der eine Teil besitzt nur einen Locus, der andere zwei Loci.

Auf diese Heterogenität läßt sich offensichtlich der Unterschied am Anteil varianter Hämoglobine bei Heterozygoten für Hb G Philadelphia und Hb J Mexiko zurückführen. (Bei Heterozygoten für Hb G Philadelphia lassen sich deutlich zwei Gruppen mit einem Anteil von 30% und 40% variantem Hämoglobin unterscheiden.) Wenn man annimmt, daß die zugrunde liegende Mutation in einem Chromosom mit nur einem α-Kettenlocus vorkommt, so läßt sich die beobachtete Gruppenbildung durch die verschiedenen Kombinationen dieses Chromosoms mit Chromosomen mit einem bzw. zwei normalen α-Kettenloci erklären.

In jüngster Zeit wurde der direkte Beweis für das Vorliegen von zwei α-Kettenloci im haploiden Chromosomensatz durch cDNA/DNA Hybridisierung bei den verschiedenen Formen von α-Thalassämie erbracht. Durch Verwendung von DNA, die complementär zur α-mRNA ist (cDNA), ist gezeigt worden, daß bei homozygoter α°-Thalassämie (α-thal 1), die durch das vollständige Fehlen von α-Ketten gekennzeichnet ist, keine α-Globingene nachweisbar sind. Beide α-Globingene sind deletiert.

Bei der milden Form der α-Thalassämie (α^+thal, α-thal 2) mit verminderter α-Kettensynthese ist nur ein α-Kettengen ausgefallen (s. 7.1.).

6.2.1.2. Anzahl der γ-Globinloci

Hinsichtlich der Anzahl von γ-Kettenloci im haploiden Genom besteht noch keine vollkommene Klarheit. Das Vorkommen von zwei Typen von γ-Ketten, die sich nur in Position 136 durch Glycin bzw. Alanin unterscheiden und demzufolge als $^G\gamma$- und $^A\gamma$-Ketten bezeichnet werden, weist auf wenigstens zwei unterschiedliche γ-Kettenloci hin. Das Verhältnis $^A\gamma/^G\gamma$-Ketten im Hb F von Neugeborenen ist 3:1, beim adulten Hb F 2:3. Es erfolgt offensichtlich während der postnatalen Umschaltung bezüglich der Synthese von γ- und β-Ketten (s. 6.1.2.) auch eine Änderung in der Syntheserate der beiden γ-Ketten. Bei krankhaftem erhöhten Hb F im Erwachsenenalter sind beide Verhältnisse verifiziert.

Die Ursache für diese verschiedene Beteiligung von $^A\gamma$- und $^G\gamma$-Ketten am Hb F ist nicht bekannt. Zur Klärung des Phänomens wurde eine Hypothese (HUISMAN, SCHRÖDER und Mitarbeiter) vorgeschlagen, die von der Annahme ausgeht, daß vier nichtallele Strukturgene für die γ-Ketten vorliegen:

zwei $^A\gamma$- und zwei $^G\gamma$-Gene. Diese beiden Gene unterscheiden sich jeweils in ihrer Genaktivität und werden entsprechend mit den Symbolen m (= more activity) oder l (= less activity) als $^A_m\gamma$, $^A_l\gamma$, $^G_m\gamma$, $^G_l\gamma$ gekennzeichnet. Dabei sind die Gene $^G_m\gamma$ und $^A_m\gamma$ etwa doppelt so aktiv wie $^G_l\gamma$ und $^A_l\gamma$, die Aktivität von $^G_l\gamma$ und $^A_m\gamma$ ist etwa gleich. Die niedrigste Genaktivität kommt dem $^A_l\gamma$-Gen zu.

Mit dieser Hypothese lassen sich die unterschiedlichen Verhältnisse von $^A\gamma/^G\gamma$-Ketten im fetalen und adulten Hb F sowie die quantitativen und qualitativen Hb F-Muster bei anomalen γ-Kettenvarianten (Tab. 10 u. 11), bei hereditärer Persistenz von Hb F (HPFH) (s. 7.7.) sowie bei der F-Thalassämie (s. 7.6.) erklären.

Durch Hybridisierungsversuche mit hochgereinigter cDNA sind in jüngster Zeit Zweifel an der Gültigkeit dieser Hypothese aufgekommen, denn in diesen Ver-

Tabelle 10
Relative Genexpressivität der von HUISMAN et. al. postulierten
verschiedenen γ-Globinloci.
(Erklärung s. Text)

Gene	relative Genexpressivität	
	in fetalen Zellen	in adulten Zellen
$G_{m}\gamma$	4	0
$G_{1}\gamma$	2	2
$A_{m}\gamma$	2	2
$A_{1}\gamma$	1	1

Tabelle 11
Genetische Kontrolle von verschiedenen Varianten des fetalen Hämoglobins
(KLEIHAUER 1976)

Variante	Struktur der γ-Kette	Prozent am gesamten HbF	Hbγ-Locus
HbF Malta	$G\gamma$	22,5	Hb$^{G}_{m}\gamma$
HbFx Negro	$G\gamma$	12,5	Hb$^{G}_{1}\gamma$
HbF Hull	$A\gamma$	12,5	Hb$^{A}_{m}\gamma$
HbF Jamaika	$A\gamma$	12,5	Hb$^{A}_{m}\gamma$
HbF Malta II	$A\gamma$	5,0	Hb$^{A}_{1}\gamma$

suchen konnten mindestens zwei, möglicherweise drei,
aber nicht vier γ-Kettenloci im haploiden Genom
nachgewiesen werden.

6.2.2. Chromosomale Lokalisierung der Globingene

6.2.2.1. Kopplungsbeziehungen

Durch genetische Familienanalysen ist eindeutig gezeigt worden, daß die α- und β-Kettengene nicht eng gekoppelt sind und offensichtlich auf verschiedenen Chromosomen liegen.

Bezüglich der β- und δ-Ketten konnte durch entsprechende genetische Untersuchungen auf eine sehr enge Kopplung dieser Gene geschlossen werden. Die Aufklärung der Lepore- und Antileporevarianten als $\delta\beta$- und $\beta\delta$-Fusionshämoglobine (s. 4.3.5.1.) zeigten sehr deutlich, daß das δ-Kettengen vor dem β-Kettengen liegt (vgl. Abb. 19). (Generell wird die mRNA vom 5'- zum 3'-Ende hin abgelesen, das Polypeptid wird in Richtung vom NH_2- zum COOH-Ende synthetisiert. Da im $\delta\beta$-Fusionshämoglobin die NH_2-terminale Sequenz von der δ-Kette gebildet wird, liegt diese am 5'-Ende der mRNA.)

Mehrere Beobachtungen sprechen für eine enge Kopplung zwischen γ-, δ-, und β-Globingenen. So werden bei Homozygoten für HPFH oder Doppelt-Heterozygoten für HPFH und β- bzw. δ-Kettenvarianten keine normalen β- oder δ-Ketten gebildet (vgl. 7.7.).

Die Existenz der $\gamma\beta$-Fusionshämoglobine Hb Kenya und Hb Steinheim (NH_2-$\gamma\beta$-COOH) weist auf eine enge Nachbarschaft zwischen γ- und β-Globingenen hin. Die $\gamma\beta$-Fusionshämoglobine lassen sich durch nicht homologes Crossing over zwischen γ- und β-Kettengenen analog der Bildung der $\gamma\beta$-Fusionshämoglobine entstanden denken (Abb. 19). Da Heterozygote für Hb Kenya (oder Doppelt-Heterozygote für Hb Kenya und Hb S) Hb F synthetisieren, das nur aus $^{G}\gamma$-Ketten besteht, wird angenommen, daß deren Synthese von dem intakten $^{G}\gamma$-Gen in cis-Stellung zu dem fusionierten $^{A}\gamma$-Kettengen determiniert wird (s. 7.7.). Daraus läßt sich folgende Lage der γ-, δ- und β-Gene auf dem Chromosom schlußfolgern.

$$5' \ ^{G}\gamma - \ ^{A}\gamma - \delta - \beta \ 3'$$

Die enge Nachbarschaft der γ-, δ- und β-Gene auf dem gleichen Chromosom und die starke Ähnlichkeit ihrer Aminosäuresequenzen (δ- und β-Ketten unterscheiden sich in 10 Aminosäuren von 146; zwischen γ- und β-Ketten bestehen Differenzen in 36 Aminosäuren) unterstützt die Theorie, daß δ- und γ-Kettengene aus Duplikationen der β-Kettengene und nachfolgenden Aminosäuresubstitutionen entstanden sein können (s. 8.).

Über die Lokalisierung und Kopplungsbeziehung der ε- und ζ-Ketten ist bisher nichts bekannt.

6.2.2.2. *Lage und Struktur der Globingene*

Eine genaue chromosomale Lokalisierung der Globingene des Menschen ist erst in jüngster Zeit zweifelsfrei für die α-, β-, γ- und die δ-Globingene gelungen. Durch Hybridisierung extrahierter DNA aus Mensch-Maus-Zellhybriden, die nur einzelne menschliche Chromosomen enthalten, mit entsprechender cDNA (vgl. 6.3.2.1.) konnten die α-Globingene auf dem Chromosom 16 und die γ-, δ- und β-Globingene auf dem Chromosom 11 lokalisiert werden (DEISSERTOH et al., 1977, 1978). Jüngste Ergebnisse von Restriktionsanalysen zeigen, daß die beiden γ-Globingene 3,5 kb, die $^A\gamma$- und δ-Flobingene ca. 20 kb und die δ- und β-Globingene ca. 7 kb voneinander entfernt liegen (s. WEATHERALL, CLEGG, 1979).

Im β-, δ- und γ-Globingen wurde jeweils an definierter Position eine DNA-Sequenz von 0,7—0,9 kb nachgewiesen (intervening sequence), die nicht translatiert wird. Im β-Globingen befindet sich außerdem eine zweite, kleinere DNA-Sequenz nahe dem 5'-Ende.

6.3. *Nukleotidsequenzen der Globin mRNAs*

Aus den Aminosäuresequenzen der verschiedenen Polypeptidketten des menschlichen Hämoglobins lassen sich auf Grund der Codetabelle gewisse Schlüsse auf die Nukleo-

tidsequenzen der mRNAs schließen. Terminations- und
Frameshift-Mutanten der α- und β-Globine weisen auf
das Vorkommen zusätzlicher, normalerweise nicht trans-
latierter Sequenzen am 3'-Ende der mRNAs hin.

Erst in jüngster Zeit erlauben moderne biochemische
Methoden eine Sequentierung von Nukleinsäuren.

Im Jahre 1972 ist von FIERS und Mitarbeitern zum
ersten Male die Sequenz eines Gens — des C-Gens vom
RNA-Phagen MS 2 — aufgeklärt worden (1976 das gesamte
Phagengenom). Im Februar 1977 wurde die Nukleotidsequenz des DNA-Phagen ΦX 174 von SANGER und Mitarbeitern veröffentlicht. Im selben Jahr sind die ersten
Nukleotidsequenzen von Eucaryoten-mRNAs aufgeklärt
worden: die Sequenz der mRNA vom β-Globin des Kanin-
chens (EFSTRATIADIS et al.) und die Sequenz der mRNA
vom β-Globin des Menschen (MAROTTA, FORGET, COHEN-
SOLAL, WILSON, WEISSMANN und PRENSKY).

Die Sequenzen der α- und γ-Globin mRNA sind erst
zum Teil bestimmt worden. Sequenzanalysen der anderen
Globin mRNAs liegen nicht vor.

6.3.1. *Struktur der α- und β-Globin mRNAs*

Für die α- und β-Globin mRNAs ergibt sich die in
Abb. 34 skizzierte Anordnung von translatierten und
nicht-translatierten Regionen. Die Sequenz beginnt am
5'-Ende mit 7mGppp . . . Sie besteht aus etwa 50 Nukleo-

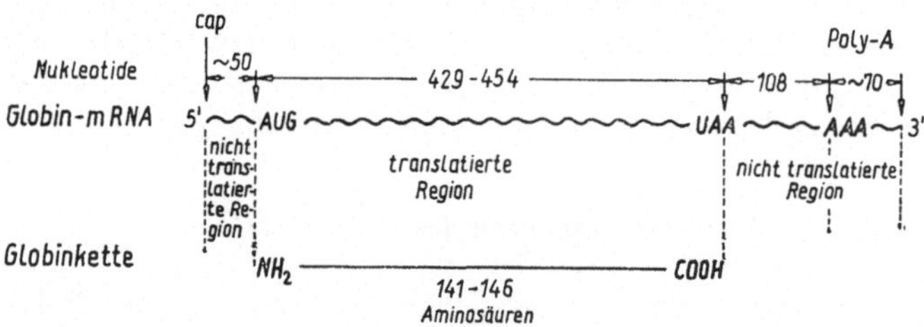

Abb. 34. Struktur der α- und β-Globin mRNA's
         (vereinfachtes Schema)

tiden, wird nicht translatiert und enthält den Ribosomenbindungsort. Daran schließt sich die Polypeptidkettencodierende Region von 423 (= 141 Aminosäuren der α-Kette) bzw. 448 (= 146 Aminosäuren der β-Kette) Nukleotiden an. Nach dem Terminationscodon folgt eine nicht-translatierte Region von etwa 108 Nukleotiden. Das 3'-Ende wird durch eine Poly A-Sequenz gebildet (ca. 70 Nukleotide).

6.3.2. *Sequenzaufklärung von Globin mRNAs*

6.3.2.1. *Methodik*

Für die Sequentierung der β-Globin mRNA wurden folgende Methoden angewandt.

— Sequentierung von cRNA (komplementärer RNA)

Aus normalen Reticulozyten und aus Reticulozyten von α-Thalassämie- und Sichelzellkranken wurde menschliche β-Globin mRNA isoliert. Die gereinigte mRNA diente als Substrat für eine RNA-abhängige-DNA-Polymerase des Affen-Myeloblastosevirus. Bei der Synthese der cDNA wurden nichtmarkierte Desoxyribonukleosidtriphosphate und [³H] dCTP oder [³H] dGTP zugesetzt. Die gereinigte und markierte cDNA diente als Substrat für die Synthese von cRNA, bei der *E.coli* RNA-Polymerase und Nukleosid-[α-³²P]-triphosphat verwandt wurden. Die synthetisierte [α-³²P] cRNA wurde mit mehreren verschiedenen RNA-spaltenden Enzymen (z. B. T_1-RNase, U2-RNase) in Oligonukleotide zerlegt. Daran schloß sich eine elektrophoretische und chromatographische Trennung der Fragmente an. Die Sequenz der Fragmente konnte mit Hilfe der Nachbarschaftsanalyse („nearest neighbor"-Analyse) bestimmt werden. Auf diese Weise ordneten die Autoren 300 Nukleotide der codierenden Region und 37 Nukleotide der nicht-codierenden Region der mRNA zu.

— Sequentierung von [125]J-markierter Globin mRNA

Gereinigte Globin mRNA aus peripheren Blutlysaten wurde in vitro mit [125]J radioaktiv markiert ([125]J markiert spezifisch Cytidinreste), mittels T_1-RNase und Pankreas-RNase in Oligonukleotide gespalten und weiter charakterisiert (Nachbarschaftsanalyse). Die mit dieser Methode erhaltenen Ergebnisse stimmen mit den in der ersten Arbeit publizierten gut überein — ein Beweis dafür, daß ein Umschreiben der mRNA in cDNA und weiter in cRNA die ursprüngliche Nukleotidsequenz nicht verändert. Zusätzlich wurden mit dieser Methode einige Oligonukleotide sequentiert, die am 5'-Ende der β-Globin mRNA liegen.

— Sequentierung von cDNA (komplementäre DNA)

Isolierte β-Globin mRNA dient als Substrat für die Synthese von doppelsträngiger cDNA durch die RNA-abhängige-DNA-Polymerase des Affen-Myeloblastosevirus. Die cDNA wurde durch Restriktionsendonukleasen zerlegt. In der ersten Versuchsvariante wurden die Fragmente terminal mit Hllfe von Polynukleotidkinase und $(\gamma^{32}P)$ ATP radioaktiv markiert, gereinigt und mit Schlagengift-Phosphodiesterase weiter abgebaut. In der anderen Versuchsvariante wurde die cDNA durch $(\alpha^{32}P)$ dCTP radioaktiv markiert und mit Endonuklease IV und Schlangengift-Phophodiesterase weiter zerlegt. Die Sequenzen der einzelnen cDNA-Fragmente wurden verglichen und daraus die Gesamtsequenz der β-Globin mRNA bestimmt.

6.3.2.2. *Nukleotidsequenz der α- und β-Globin mRNAs*

Nach Vergleich der mit den beschriebenen Methoden erhaltenen Nukleotidsequenzen untereinander und mit der möglichen mRNA-Sequenz, die aus der bereits im Jahre 1964 von BRAUNITZER und Mitarbeitern aufgeklärten Aminosäuresequenz des β-Globins abgeleitet werden kann, wurde die Nukleotidsequenz der mRNA des β-Globins bestimmt. Mit der vollständigen Aufklärung der 5'noncoding Region ergibt sich die in Abbildung 35 dargestellte Nukleotidsequenz der β-Globin mRNA des Menschen.

Aus der translatierten Sequenz konnte die Häufigkeit der verschiedenen Synonymcodonen ermittelt werden. Es zeigte sich, daß nicht nur eine Selektion hinsichtlich der dritten Base sondern auch bezüglich der ersten Base nachzuweisen ist. So fehlen die Arginincodonen CGC, CGA und CGG; Arginin wird nur durch AGG codiert. Von den 19 Tripletts in β^s-mRNS besitzen 14 G in der dritten Position. 11 der 13 Glycincodonen (GGN) und 11 Alanincodonen sind in der dritten Position durch eine Pyrimidinbase charakterisiert.

Als normales Terminationscodon wurde UAA in Position 147 bestimmt. Daran schließen sich eine nichttranslatierte Region von 135 Nukleotiden und die Poly A-Region an. Neben dem normalen Terminationscodon kommen zwei potentielle in der translatierten (UGA) und sieben potentielle Terminationscodonen in der nichttranslatierten Region vor. (Je ein UAA und ein UGA im normalen Ableseraster; vier UAA und ein UGA ergeben sich bei Rasterverschiebungen. Zwei UAA liegen nebeneinander.) Auffälligerweise fehlt das Terminationscodon UAG vollständig.

Die aus 575 Nukleotiden bestehende α-Globin mRNA wurde bisher noch nicht vollständig aufgeklärt. An der Sequentierung der 407 Nukleotide, die die Aminosäuresequenz von Position 2 bis Position 136 der α-Kette (vgl. Abb. 1) codieren, wird z. Z. intensiv gearbeitet.

6.3.2.3. *Die mRNAs von Hb Cranston, Hb Tak und Hb S*

Die Aufklärung der Messenger RNA der Hb-Varianten Hb Cranston und Hb Tak ergab, daß durch innergenische Duplikation (Hb Cranston: Duplikation der letzten beiden Nukleotide AG des Lysincodons in Position 144; Hb Tak:

Duplikation der letzten beiden Nukleotide AC des Histidincodons in Position 146) der Ableseraster so verschoben wird, daß die drei Nukleotide UAA auf Grund der Rasterverschiebung in Aminosäure-codierende Tripletts aufgehen. Das erste potentielle Terminationscodon im normalerweise nicht-translatierten Bereich wird zum funktionellen Terminationscodon (Abb. 35).

Da die Nukleotidsequenz sowohl von der normalen β-Globin mRNA als auch von der β^s-Globin mRNA (Sichelzellanämie) aufgeklärt wurde, ist bewiesen worden, daß die Aminosäuresubstitution in Position 6 bei Hb S (Glu→Val) auf eine Transversion der zweiten Base des Glutaminsäure-codierenden Tripletts zurückgeht (GAG→ GUG).

7. Thalassämien

Die Thalassämien bilden eine heterogene Gruppe von Hämoglobindefekten, deren Klassifizierung auf der quantitativ verminderten Synthese von strukturell normalen Polypeptidketten beruht. Nach der jeweils von der Synthesestörung betroffenen Kette unterscheidet man zwischen α-, β-, γ- und δ-Thalassämie. Auf Grund pathophysiologischer Kriterien werden auch die $\beta\delta$-Fusionshämoglobine (Hb Lepore) und die Hämoglobinvarianten mit Mutationen im Terminationscodon, deren Syntheseraten quantitativ erniedrigt sind, dazu gerechnet.

7.1. α-Thalassämien

Die α-Thalassämien sind entsprechend der Definition durch eine quantitativ verminderte Synthese der α-Ketten charakterisiert. Damit können die normalen Hämoglobinkomponenten (HbA$_1$, HbA$_2$, HbF) nicht oder nur vermindert gebildet werden. Aus dem entstehenden Überschuß an β- und γ-Ketten bilden sich die anomalen „Überschußkomponenten" HbH (β_4) und Hb Bart's (γ_4). (Hb Bart's läßt sich auch normalerweise bei Neugeborenen nachweisen. Offensichtlich tritt es hier als Folge der eingeschränkten α-Kettensynthese in der Fetalzeit auf.) Zu den α-Thalassämien werden weiterhin die anomalen α-Kettenvarianten Hb Constant Spring, Hb Icaria, Hb Koya Dora und Hb Seal Rock gerechnet (s. 4.3.2.), da die Synthese der um 31 Aminosäuren verlängerten Varianten der α-Kette stark vermindert ist.

7.1.1. Molekularpathologie und Genetik

Durch Analysen der Hämoglobinmuster und der Syntheseraten der Polypeptide sowie durch molekulargenetische Experimente konnte die molekulare Basis der α-Thalassämien aufgeklärt werden. Die Erklärungen gehen davon aus, daß die α-Ketten des Menschen von zwei α-Genen codiert werden (vgl. 6.2.1.1.). Demzufolge sind 4 genetische Konstitutionen für die α-Thalassämien zu erwarten. Die verschiedenen α-Thalassämie-Typen lassen sich molekular durch Homozygotie oder Heterozygotie der Deletion beider gekoppelter α-Kettenloci (Gen-Konstellation α-thal 1 = $\alpha°$thal) oder eines der beiden gekoppelten α-Kettenloci (α-thal 2 = α^+thal) erklären. Homozygotie für die Gen-Konstellation α-thal 1 stellt den vollständigen Verlust aller α-Kettenloci dar, so daß keine α-Ketten gebildet werden, während bei Homozygotie für α-thal 2 noch Restaktivität einer α-Kettensynthese nachweisbar ist. Die HbH-Krankheit erklärt sich als Doppelt-Heterozygotie von α-thal 1 und α-thal 2. Die α-Ketten Terminationsmutanten treten als α-thal 2 Gen in Erscheinung, da die Syntheserate eines der beiden α-Kettenloci drastisch reduziert ist.

In Tab. 12 sind, auf diesen Erklärungen beruhend, die verschiedenen Formen der α-Thalassämien mit ihren typischen Hämoglobinmustern zusammengefaßt.

Tabelle 12
Genetik und Klinik der α-Thalassämien (nach KOHNE 1976, WEATHERALL und CLEGG 1976, verändert)

Gen-Konstellation bzw. Typ d. Thalassämie	Molekularer Defekt	Hämoglobinmuster		Klinische Bezeichnung/Ausprägung	
		homozygot	heterozygot	homozygot	heterozygot
α-thal 1 (α⁰thal)	Deletion beider α-Globingene eines Chromosoms	Hb Bart's 80% HbH und Hb Portland 10−20%	5−10% Hb Bart's bei Geburt	Hb Bart's Hydrops fetalis Syndrom	α-Thalassämia minor
α-thal 2 (α⁺thal)	Deletion eines α-Globingens	5−10% Hb Bart's bei Geburt	1−2% Hb Bart's bei Geburt	α-Thalassämia minor	α-Thalassämia minor oder silent
α-thal 1 α-thal 2	Doppelte Hetero-zygotie	25−35% Hb Bart's bei Geburt Später: 5−30% HbH evtl. Spuren von Hb Bart's HbA₂ erniedrigt		HbH-Krankheit	

α-Globin-Terminationsmutanten

Hb Constant Spring	α142 UAA−CAA Gln	Hb ConstantSpring 5−6%	Hb Constant Spring 0,5−1%	α-Thalassämia minor	normal?
Hb Icaria	α142 UAA−AAA Ly	nicht beschrieben	Hb Icaria 0,5−1%	nicht beschrieben	normal?
Hb Koya Dora	α142 UAA−UCA Ser	nicht beschrieben	Hb Koya-Dora 0,5−1%	nicht beschrieben	normal?

7.1.2. Klinik

Die schwere homozygote α-Thalassämie, Hb Bart's Hydrops fetalis-Syndrom, ist nicht mit dem Leben vereinbar. In allen bisherigen Befunden wurden die Kinder bereits tot geboren oder sie starben kurz nach der Geburt. Klinisch manifestiert sich die Erkrankung durch eine schwere hämolytische hypochrome Anämie mit Erythroblastose und Hydrops fetalis. Im Hämoglobinmuster läßt sich vorwiegend Hb Bart's (γ_4: 80—90%) neben HbH (β_4: 10—20%) und Hb Portland 1 ($\zeta_2\gamma_2$) nachweisen. Auf Grund des fehlenden Bohr-Effektes und fehlender Wechselwirkung in Hb Bart's und HbH ist keine ausreichende O_2-Versorgung des Feten möglich. Ein Überleben ist intrauterin nur so lange gegeben, wie noch Hb Portland 1 an der Sauerstoffversorgung beteiligt ist.

Heterozygotie für α-thal 1 bzw. Homozygotie für α-thal 2 manifestieren sich klinisch als Thalassämia minor, die lediglich mit einer Hypochromie der Erythrozyten bzw. hypochromen Anämie einhergeht. Vereinzelt findet man Erythrozyten mit HbH-Innenkörpern (vgl. Abb. 36). Die

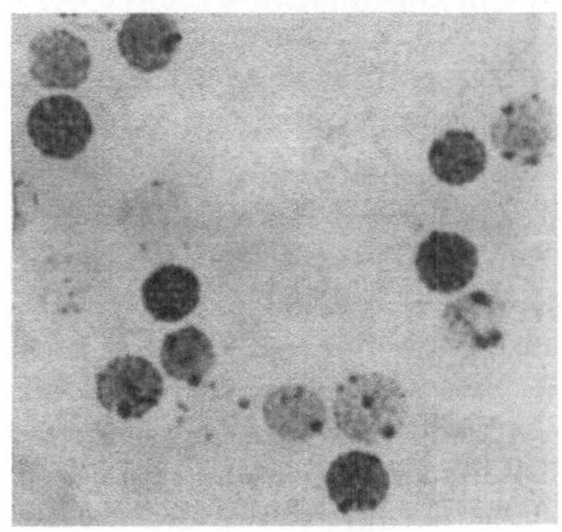

Abb. 36. HbH Innenkörper
Brillantkresylblau Präparat
(aus KLEIHAUER 1976)

hämotologischen Veränderungen sind jedoch meistens so gering ausgeprägt, daß die anomale genetische Konstitution unerkannt bleibt („silent carrier").

Die Hämoglobin H-Krankheit ist durch eine chronisch hämolytische Anämie variabler Schwere charakterisiert. Zytologisch lassen sich neben der Anämie Anisozytose, Poikilozytose, Targetzellen und Hypochromasie der Erythrozyten diagnostizieren.

Im Brillantkresylblau-Präparat sind zahlreiche HbH-Innenkörper in den Erythrozyten nachweisbar (Abb. 36). Neugeborene besitzen 25—35% Hb Bart's, das später durch HbH ersetzt wird (5—30%). Gelegentlich sind geringere Mengen von Hb Bart's bei HbH Krankheiten auch jenseits des Säuglingsalters beobachtet worden. HbH hat eine sehr hohe Sauerstoffaffinität; Bohr-Effekt und Häm-Häm-Wechselwirkungen fehlen bei diesem β-Tetramer. Es ist instabil und neigt zu Präzipitationen in reifen Erythrozyten, deren Folgen schließlich Zerstörung der roten Blutkörperchen und hämolytische Anämie sind.

Die Hämoglobinvariante Hb Constant Spring stellt eine α-Kettenvariante mit 172 Aminosäuren dar. Molekulargenetische Untersuchungen haben gezeigt, daß diese Variante auf eine Mutation im Terminationscodon UAA zurückgeführt werden kann (s. 4.3.2.). Durch eine Transversion entsteht das Glutamin-spezifische Codon CAA und die Polypeptidsynthese kann bis zum nächsten Terminationscodon in der α-mRNA weitergehen. Die synthetisierte überlange α-Kette wird nur in stark reduzierten Mengen gebildet. Erythrozyten von Heterozygoten enthalten 1—2% der Hämoglobinvarianten. Das gleiche gilt für die drei anderen Terminationsmutanten der α-Kette, die zum Hb Icaria, Hb Seal Rock und Hb Koya Dora führen (s. 4.3.2.). Die verminderte Syntheserate dieser varianten α-Ketten führte zur Zuordnung zu den α-Thalassämien. Heterozygotie für die α-Ketten-Terminationsmutante Hb Constant Spring ist phänotypisch der α-Thalassämie 2 ähnlich. Die Doppelt-Heterozygotie von α-Thalassämie 1 und Hb Constant Spring bzw. Hb Icaria führt zur

Additional material from Das Hämoglobin des Menschen,
ISBN 978-3-528-06860-8, is available at http://extras.springer.com

HbH Krankheit mit Hb Constant Spring (ca. 2,5%) bzw.
Hb Icaria.

7.1.3. Pathophysiologie

Die Inbalance der Polypeptidsynthese führt bei der
α-Thalassämie zur quantitativ reduzierten Hämoglobinsynthese, die nach klinischen Gesichtspunkten zunächst
der hypochromen Anämie zuzuordnen ist. Diese hämolytische Anämie wird bei den Thalassämie-Syndromen
weniger durch die verminderte Synthese, sondern vielmehr
durch den Überschuß derjenigen Polypeptidketten, deren
Synthese nicht quantitativ gestört ist, bedingt. In
Abhängigkeit vom Entwicklungs- und Lebensalter werden kompensatorisch bei der α-Thalassämie vermehrt
γ-Ketten bzw. β-Ketten gebildet, die sich in der Neonatal-
und Fetalperiode zu Tetrameren Hb Bart's (γ_4) bzw.
HbH (β_4) zusammenlagern.

Letztere lassen sich als typische HbH Innenkörper
(Abb. 36) in Erythrozyten nachweisen. Erythrozyten mit
solchen Präzipitaten werden bevorzugt aus dem Kreislauf
eliminiert, wobei die Milz sowohl bei der Entfernung der
intraerythrozytären Innenkörper, als auch bei der Frag-
mentation der Erythrozyten eine große Rolle spielt.
Weitere Anomalien, wie Störungen der Hämsynthese und
des Eisenstoffwechsels sind sekundärer Natur, die ihrerseits negative Auswirkungen auf die quantitative Globin-
synthese haben.

7.2. β-Thalassämien

Unter der Bezeichnung β-Thalassämie werden diejeni-
gen Thalassämieformen verstanden, die durch eine verminderte β-Kettensynthese charakterisiert sind.

8*

7.2.1. Molekularpathologie und Klinik

Die in der Klinik übliche Einteilung entsprechend der Schwere der Erkrankung in Thalassämia major (Cooley-Anämie, Homozygote β-Thalassämie) und Thalassämia minor ($=$ heterozygote β-Thalassämie) konnte durch molekulargenetische Untersuchungen hinsichtlich des Basisdefektes in den letzten Jahren teilweise aufgeklärt werden. Danach ergibt sich folgendes Bild (Tab. 13). In Abhängigkeit von der genetischen Konstitution ist die Synthese der β-Ketten stark vermindert ($= \beta^+$thal) oder fällt total aus ($= \beta^\circ$thal). Der geringen β-Kettensynthese bei der β^+-Thalassämie liegt als molekulare Störung eine starke Reduktion der β-mRNA zugrunde, deren Ursache noch unbekannt ist. Die molekularen Defekte, die zu β°-Thalassämie führen, sind heterogen. Die β-Kettengene selbst sind intakt; der entscheidende Defekt liegt offenbar in der β-mRNA bzw. bei deren Synthese, denn in einigen Fällen wurde keine β-mRNA nachgewiesen, während in anderen eine funktionsunfähige β-mRNA bzw. β-ähnliche mRNA vorlag. Bei der β°-Thalassämie Typ Ferrara ist es gelungen, eine normale Funktion der β-mRNA durch Zusatz von ribosomenfreien Lysaten normaler Erythrozyten zu induzieren.

Bei den β-Thalassämien variieren Hämoglobinmuster und Symptomatik entsprechend der genetischen Konstitution (s. Tab. 13). Homozygote Träger des β^+thal Gens produzieren neben HbF ($\alpha_2\gamma_2$) und HbA$_2$ ($\alpha_2\delta_2$) bedingt durch die Restaktivität der β-Ketten-Synthese noch mehr als 20% HbA$_1$ ($\alpha_2\beta_2$). Bei Homozygoten des β°thal Gens werden keine β-Ketten gebildet, demzufolge lassen sich im Hämoglobinmuster nur HbF ($\alpha_2\gamma_2$) und HbA$_2$ ($\alpha_2\delta_2$) nachweisen. Das klinische Bild dieser homozygoten Formen ist als Cooley-Anämie (Thalassämia major) durch eine schwere hämolytische Anämie gekennzeichnet, deren erste Symptome im 4.—5. Lebensmonat in Erscheinung treten können (Blässe, Appetitlosigkeit, mangelhafte körperliche Entwicklung, Hepatosplenomegalie). Mit

Tabelle 13
Genetik und Klinik der β- und βδ-Thalassämien (nach KOHNE 1976, WEATHERALL und CLEGG 1976, verändert)

Gen-Typ	Molekularer Defekt	Hämoglobinmuster		Klinische Bezeichnung/Ausprägung	
		homozygot	heterozygot	homozygot	heterozygot
β+thal	β-Globin mRNA reduziert Ursache?	Hb A HbA$_2$ variabel HbF 10—90%	HbA$_2$ > 3,2%	Thalassämia major COOLEY-Anämie	Thalassämia minor
β+thal (Afrikanischer Typ)		HbA HbA$_2$ variabel HbF 20—80%	HbA$_2$ > 3,2%	Thalassämia intermedia	Thalassämia minor
β+thal (High F-Typ)		HbA HbA$_2$ variabel HbF 20—80%	HbA$_2$ > 3,2% HbF 5—12%	Thalassämia intermedia	Thalassämia minor
β°thal	heterogen: β-Globingene vorhanden; β-Globin mRNA fehlend oder vorhanden	HbA$_2$ variabel HbF 95—100%	HbA$_2$ > 3,2%	Thalassämia major COOLEY-Anämie	Thalassämia minor
(βδ)+thal		nicht beschrieben	normal	nicht beschrieben	Thalassämia minima
(βδ)°thal	β- und δ-Globin mRNA fehlend; Deletion von β- u. δ-Globingenen	HbF 100%	HbA$_2$ > 3,0% HbF 5—15%	Thalassämia major COOLEY-Anämie	Thalassämia minor
δβ Lepore	δβ-Fusionsgen ? instabile δβ-mRNA	Hb Lepore 10—30% HbF 70—90%	Hb Lepore 5—20% HbA, HbA$_2$	Thalassämia major bei homozygotem Hb-Lepore	Thalassämia minor bei heterozygotem Hb Lepore

zunehmendem Alter entwickelt sich der typische Habitus
mit Kleinwuchs, schlanken Extremitäten und mongo-
loider Facies sowie multiplen Knochenveränderungen.
Das Blutbild zeigt Anämie, Anisozytose, Poikilozytose,
Targetzellen und Mikrozytose, sowie eine erhöhte osmo-
tische Resistenz der Erythrozyten. Die Lebensdauer der
Erythrozyten ist stark verkürzt.

Heterozygotie führt bei beiden Genotypen zur Thalassämia minor, bei der in der Regel die HbA_2-Menge auf das
Doppelte der Norm erhöht ist. Das klinische Bild ist sehr
variabel. Ganz symptomlose Formen werden als Thalassämia minima bezeichnet. Unter dem Syndrom Thalassämia intermedia werden leichte Fälle von homozygoter
und schwere Fälle von heterozygoter Thalassämie sowie
die Doppelt-Heterozygoten mit anderen Thalassämieformen definiert.

7.2.2.   Pathophysiologie

Die Inbalance der Polypeptidkettensynthese führt
auch bei der β-Thalassämie zu einem Defizit an neu-
gebildetem Blutfarbstoff und damit zu einer hypochromen Anämie. Die im Überschuß vorhandenen α-Ketten
lagern sich zu instabilen Tetrameren (α_4) zusammen, die
innerhalb der Erythroblasten im Knochenmark und in
den Erythrozyten zu Innenkörpern präzipitieren. Als
Folge davon geht bereits prämatur ein Teil der erythropo-
etischen Vorstufen zugrunde (= ineffektive Erythropoese). Erythrozyten mit Innenkörpern werden wegen
ihrer veränderten Plastizität in der Milz vorzeitig aus dem
Kreislauf eliminiert. Durch erhöhte Kationenpermeabili-
tät wird die Lebensdauer der Zellen zusätzlich verkürzt
(= hämolytische Anämie). Die sekundär bestehende
Störung der Hämsynthese und des Eisenstoffwechsels
manifestieren sich in einer Hypersiderinämie und Hämo-
siderose.

7.3. Interacting thalassemia

Bei Heterozygotie für eine Globinkettenvariante wird neben der normalen Kette die variante Kette gebildet, so daß neben normalem HbA das entsprechende anomale Hämoglobin nachweisbar ist (vgl. 4.4.). Die Aktivität des Normalallels wird durch das mutierte Allel meist nicht beeinflußt.

Wenn jedoch das zweite Allel ein Thalassämiegen ist, so kann kein (oder fast kein) normales HbA gebildet werden und der anomale Blutfarbstoff macht 70—100% vom Gesamthämoglobin aus. Die auf dieser Wechselwirkung (= interaction) beruhende Thalassämieform wird als „Interacting thalassemia" bezeichnet. Zu den bekanntesten Beispielen für Heterozygotie zwischen α- bzw. β-Thalassämie und Hämoglobinvarianten der α- und β-Kette gehören HbQ-α-Thalassämie, HbG Philadelphia-α-Thalassämie, HbI-α-Thalassämie bzw. Sichelzell-β-Thalassämie, HbC-β-Thalassämie und HbE-β-Thalassämie.

7.4. Häufigkeit von α- und β-Thalassämien

Die α-Thalassämien sind vorwiegend in Asien verbreitet. Hauptverbreitungsgebiet der β-Thalassämien ist ein breiter Gürtel von den Mittelmeerländern zum Mittleren und Fernen Osten. Die höchste Genfrequenz wird für Italien, Griechenland und Südostasien angegeben. In einigen Ländern Afrikas ist mit einer Frequenz von ca. 5% zu rechnen.

Durch umfangreiche Hämoglobinanalysen in einem Zeitraum von 11 Jahren konnten KOHNE und KLEIHAUER (1974) Aussagen über die Häufigkeit von Thalassämiesyndromen in Mitteleuropa machen. In einem Kollektiv von 5763 Patienten deutscher Herkunft wurden bei 510

Personen (9,05%) Thalassämiesyndrome nachgewiesen. Darunter waren 497 Fälle heterozygoter β-Thalassämie, 1 homozygote β-Thalassämie, 7 α-Thalassämien (HbH-Krankheit) und 6 Patienten mit heterozygotem Hb Lepore. Außerdem wurden bei 40 Mitgliedern (0,07%) aus 28 Familien Hämoglobinvarianten nachgewiesen.

Die Auswahl der Probanden erfolgte gezielt auf Grund hämatologischer Kriterien, die differentialdiagnostisch Beziehungen zu Synthesestörungen des Hämoglobins nahelegten. Hauptsächlich wurden dabei hämolytische Anämien, hypochrome Anämien (nicht durch Eisenmangel verursacht), congenitale Zyanosen, Polyglobulien ungeklärter Ätiologie und ungeklärte Anämien erfaßt.

Mit den von KOHNE und KLEINHAUER vorgelegten Ergebnissen müssen frühere Vorstellungen, nach denen anomale Hämoglobine in Mitteleuropa extrem selten sind, korrigiert werden.

7.5. γ-Thalassämie

Homozygotie für γ-Thalassämie wurde bisher noch nicht gefunden. Entsprechend dem Auftreten der γ-Ketten in der Ontogenese (s. 6.1.1.) würde sich theoretisch eine homozygote γ-Thalassämie nur bei Feten und Neugeborenen manifestieren. Mit der physiologischen Inaktivierung der Synthese von γ-Ketten und der gleichzeitigen Aktivierung der β-Kettengene in der Postnatalperiode würde die entsprechend zu erwartende Symptomatik bei homozygoter γ-Thalassämie wieder verschwinden. In Abhängigkeit von der unterschiedlichen Aktivität der vier Strukturgene für die γ-Ketten ($^{G}_{m}\gamma : ^{G}_{1}\gamma : ^{A}_{m}\gamma : ^{A}_{1}\gamma = 4 : 2 : 2 : 1$) sind theoretisch verschieden starke Synthesestörungen der γ-Ketten zu erwarten. Entsprechend würde der kompensatorische Überschuß an α-Ketten verschieden sein und letztlich dadurch die klinische Symptomatik von einfachen hypochromen bis zu schweren hämolytischen Anämien reichen.

Bei einem Neugeborenen mit reduzierter γ- und β-Kettensynthese konnte auf eine heterozygote γ- und β-Thalassämie geschlossen werden. Die bei Geburt bestehende hämolytische und hypochrome Anämie ging erwartungsgemäß mit zunehmendem Alter in eine einfache heterozygote β-Thalassämie über, wie sie auch väterlicherseits anzutreffen war.

7.6. δ-Thalassämie

Eine Synthesestörung der δ-Ketten führt aus quantitativen Gründen nicht zu einer Verminderung des intrazellulären Hämoglobins und somit klinisch nicht zur Symptomatik einer Thalassämie. Bisher ist nur ein Fall homozygoter δ-Thalassämie aus Japan bekannt. Der Anomalieträger war hämolytisch gesund, HbA_2 fehlte völlig. Bei heterozygoter δ-Thalassämie ist der HbA_2-Wert normal oder leicht erniedrigt. Die Erythrozytenmorphologie ist nicht verändert.

Daneben sind Kombinationen von δ-Thalassämie mit HbS, hereditärer Persistenz von HbF und $\beta\delta$-Thalassämie bekannt.

7.7. $\beta\delta$-Thalassämien und Lepore-Hämoglobine

Unter $\beta\delta$-Thalassämien versteht man Thalassämieformen, bei denen gleichzeitig die β- und δ-Kettensynthese vermindert sind. Hämoglobinmuster und Klinik sind in Tab. 13 zusammen mit den entsprechenden Daten für die β-Thalassämien dargestellt.

Die $(\beta\delta)^\circ$-Thalassämie ist durch das vollständige Fehlen von β- und δ-Ketten charakterisiert. Das Hämoglobinspektrum besteht bei Homozygotie ausschließlich aus HbF; HbA_1 und HbA_2 sind nicht nachweisbar (F-Thalassämie). Dieser Form liegt offenbar eine Deletion der β-Kettengene und möglicherweise auch der δ-Kettengene zugrunde.

Bei Heterozygotie ist HbF erhöht und im Gegensatz zur hereditären Persistenz von HbF ungleichmäßig über die Zellpopulation verteilt. Die hämatologischen Veränderungen entsprechen denen einer Thalassämia minor.

Zu den $\beta\delta$-Thalassämien rechnen auch die durch Fusion von δ- und β-Ketten entstandenen Lepore-Hämoglobine. Die verschiedenen Varianten dieser Fusionshämoglobine wurden bereits dargestellt (s. 4.3.5.1.). Gemeinsames Charakteristikum dieser Varianten ist deren verminderte Synthese, die durch eine instabile β-mRNA bedingt wird und zum klinischen Bild der Thalassämie führt.

Homozygote Formen entsprechen klinisch der Thalassämia major (COOLEY-Anämie). Der Anteil von Hb Lepore schwankt zwischen 10 und 30%, der Rest ist HbF. HbA_1 und HbA_2 sind nicht nachweisbar. Bei heterozygoten Anlagenträgern läßt sich HbA_2 mit etwa 2%, HbF bis zu 15% sowie Hb Lepore (5—20%) nachweisen. Klinisch wird eine Thalassämia minor diagnostiziert. Bei den schon früher beschriebenen Fusionshämoglobinen Anti-Lepore und Hb Kenya tritt kein Thalassämiecharakter auf.

7.8.   *Hereditäre Persistenz von HbF und Hb Kenya*

Normalerweise wird HbF ($\alpha_2\gamma_2$) innerhalb der ersten Lebensmonate durch adultes Hämoglobin ersetzt. Wenn jedoch die γ-Kettensynthese genetisch bedingt über das normale Maß (0,5—0,8 HbF) hinaus bis in das Erwachsenenalter vorliegt, dann spricht man von hereditärer Persistenz von HbF (HPFH).

Beim HPFH handelt es sich um ein heterogenes Syndrom. Die den einzelnen Typen zugrunde liegenden molekularen Defekte sind — soweit aufgeklärt — sehr verschiedenartig.

Bei Homozygotie des „Afrikanischen Typs" („Negro-Type") läßt sich nur HbF nachweisen, HbA_1 und HbA_2 fehlen. Molekulargenetisch ließen sich bei Homozygoten des Afrikanischen Typs Deletionen der β-Globin ($+\delta$)-

Gene nachweisen. Bei den meisten Patienten wird HbF durch $^G\gamma$- und $^A\gamma$-Ketten (im normalen Verhältnis 2 :3, s. 6.2.1.2.), bei einigen jedoch nur aus $^G\gamma$-Ketten gebildet.

Bei Homozygotie mit 100% HbF treten eine milde Hypochromie, Microcytosis und Veränderungen der Erythrozytenmorphologie in Form von Anisozytose, Poikilozytose mit Targetzellen, aber keine Anämie auf. Heterozygotie verläuft symptomlos, 15—35% des gesamten Hämoglobins liegt als HbF vor, HbA_2 ist erniedrigt.

Beim „Griechischen Typ" der HPFH besteht HbF aus $^A\gamma$-Ketten. Homozygotie wurde bisher nicht aufgefunden, bei Heterozygoten bildet HbF 10—20% des Gesamthämoglobins.

Im Unterschied zur heterozygoten β-Thalassämie ist das fetale Hämoglobin bei HPFH gleichmäßig intrazellulär verteilt.

Neben den beiden Haupttypen der HPFH sind noch der „Schweizer" und der „Britische Typ" unterschieden worden.

Hämoglobin Kenya stellt ein Fusionshämoglobin aus 146 Aminosäuren dar, dessen N-terminale Sequenz der γ-Kette und C-terminale Sequenz der β-Kette zuzuordnen ist (NH_2-$\gamma\beta$-$COOH$). Ähnlich dem Hb Lepore ist diese Variante durch ein inhomologes Crossing over zwischen γ- und β-Kettengenen entstanden (s. 4.3.5.2.). Da die Fusion an der 81. Position der γ-Kette erfolgt ist, kann durch die Sequenzaufklärung nicht entschieden werden, welche der sich in Position 136 unterscheidenden γ-Ketten ($^A\gamma$: 136 Ala, $^G\gamma$: 136 Gly) beteiligt ist.

Heterozygote für Hb Kenya (oder Doppelt-Heterozygote für Hb Kenya und HbS) synthetisieren neben dem Fusionshämoglobin (5—10% bzw. 17—19% des Gesamthämoglobins) erhöhte Mengen von HbF, das gleichmäßig in den Erythrozyten verteilt ist. Dieses fetale Hämoglobin besteht ausschließlich aus $^G\gamma$-Ketten. Das Auftreten von HbF und dessen Verteilung in den Erythrozyten rechtfertigt die Zuordnung von Hb Kenya zum HPFH-Phänotyp. Klinisch sind Heterozygote symptomlos. Weder morphologische Veränderungen der Erythrozyten noch Hypochromie oder Mikrocytosis sind nachweisbar.

Aus der spezifischen Zusammensetzung von HbF aus $^G\gamma$-Ketten wurde geschlossen, daß nur die $^A\gamma$-Kettengene an der Entstehung des Fusionsproduktes ($\gamma\beta$) beteiligt sind und als Folge des inhomologen Crossing overs das δ-Gen sowie Teile der $^A\gamma$- und β-Gene verloren gegangen sind (vgl. Abb. 19). Im Chromosom verbleiben in cis-Stellung das Fusionsprodukt $^A\gamma\beta$ und das $^G\gamma$-Gen. Damit unterstützt der Nachweis von Hb Kenya nachhaltig die Hypothese einer engen Kopplung der γ-, δ- und β-Gene in der Reihenfolge $^G\gamma$-$^A\gamma$-δ-β (s. 6.2.2.1.).

8.   Evolution der Polypeptidketten des Hämoglobins

Beim Vergleich der Aminosäuresequenzen der verschiedenen Hämoglobinketten und des Myoglobins einer Art und zwischen verschiedenen Arten fällt eine Übereinstimmung auf, die nicht zufällig sein kann. α-, β-, γ- und δ-Ketten des Menschen sind in 50 Aminosäurepositionen identisch, β-, γ- und δ-Ketten in 103 und schließlich β-, und δ-Ketten in 136 Positionen (vgl. Abb. 1). Aus dem Vergleich zwischen verschiedenen Arten ergibt sich, daß Homologien um so geringer sind, je weiter die Arten im phylogenetischen Sinn voneinander entfernt sind. Die Globinketten des Menschen und das Walmyoglobin stimmen in 35 Aminosäurepositionen überein, während sich die β-Globinketten von Mensch und Gorilla nur in einer Position (β 104 Arg, β 104 Leu) unterscheiden. Die Aminosäuresequenzen der α- und β-Globinketten von Mensch und Schimpanse sind sogar identisch.

Aus dem Artenvergleich ergibt sich, daß bestimmte für die normale Funktion des Hämoglobins entscheidende Positionen bei vielen Arten durch identische Aminosäuren besetzt sind. Diese Aminosäuren werden als invariant bzw. invariabel bezeichnet.

Zur Erklärung der Homologien nimmt man an, daß alle Globinketten auf ein gemeinsames Urglobin zurückgehen (Abb. 37). An der Entstehung der verschiedenen Polypeptidketten sind verschiedene Prozesse beteiligt: Genduplikationen, Genmutationen und Selektion.

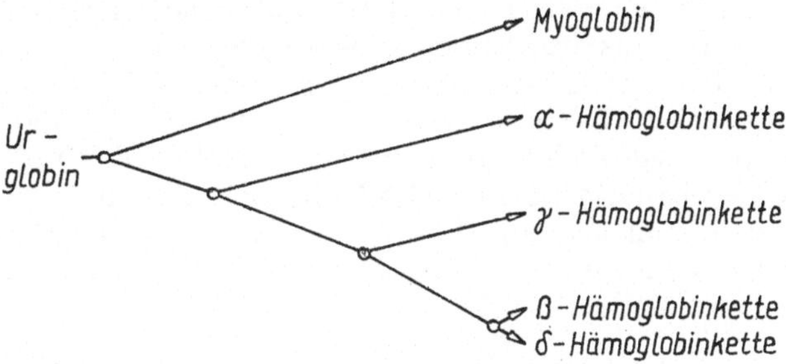

Abb. 37. Evolution der Globinketten und des Myoglobins
(nach INGRAM 1961 aus HARRIS 1974)

Der Evolutionsprozeß besteht danach in einer Serie von aufeinanderfolgenden Duplikationen von Genen, deren mutative Veränderungen Ausgangspunkt für die divergente Entwicklung sein können, wenn die Neumutationen zu keinem Selektionsnachteil führen.

Aus dem hohen Homologiegrad der rezenten β- und δ-Ketten (Unterschiede in nur 10 Positionen) wird auf eine relativ späte Entstehung in der Stammesgeschichte geschlossen. Darauf deutet auch ihre eng benachbarte Lage auf einem Chromosom hin (s. 6.2.2.2.). Die α-Kette zeigt zu den γ-, δ- und β-Ketten die geringste Homologie. Das Gen liegt von den β- und δ-Genloci weit entfernt auf einem anderen Chromosom (s. 6.2.2.). Vermutlich auf Grund einer Deletion weist die α-Kette nur 141 Aminosäuren auf, die β-, γ- und die δ-Kette bestehen aus 146 Aminosäuren. Man nimmt an, daß sich die Ur-α-Kette bereits sehr früh während der Evolution bildete. Für die γ-Kette wird eine divergente Entwicklung nach der der α-Kette beschrieben.

In die Evolutionsreihe von α-, β-, γ- und δ-Ketten läßt sich das Myoglobin einfügen. Myoglobin weist eine starke Ähnlichkeit in der Struktur zu den Hämoglobinketten und einige Homologien in der Aminosäuresequenz auf. Im Unterschied zu den Hämoglobinen bildet es keine Tetramere sondern ist als einzelne Polypeptidkette aktiv. Während der Evolution soll dieses Protein als erstes, noch vor der α-Kette, aus dem Urglobin hervorgangen sein.

Aus der Anzahl von Mutationen lassen sich Rückschlüsse auf die Evolutionszeiten ziehen. Man schätzt, daß eine Aminosäuresubstitution in der Evolution der Proteine durchschnittlich alle 14,5 Millionen Jahre auftritt. Danach nimmt man an, daß die Ur-α-Kette vor 600 Millionen Jahren und die Ur-β-Kette vor 44 Millionen Jahren entstanden sind.

9. Literatur

BARALLE, F. E.: Complete nucleotide sequence of the 5′ noncoding region of human α- and β-globin mRNA, Cell **12**, 1085 to 1095, 1977

BARKHAUSEN, R.; HEGER, W.; HOLLIHN, K.-U.; LOOTZ, J.; LÜDCKE, J. B. P.; MATTHÄS, K. U.; PULVERMACHER, C.; SCHWEMMLER, W.; SEIPEL, S.; TIMMER, K.: Kompendium Biologie für Mediziner, Gustav Fischer Verlag Stuttgart, New York 1977, 2. Auflage

BERGSMA, D.; CERAMI, A.; PETERSON, CH. M.; GRAZIANO, J. H. (eds.): Iron Metabolism and Thalassemia. Birth Defects: Original Article Series, Volume XII, Number 8, 1976 Alan R. Liss, Inc., New York 1976

BÖHME, H.; HAGEMANN, R.; LÖTHER, R.: Beiträge zur Genetik und Abstammungslehre, Volk und Wissen Volkseigener Verlag Berlin, 1976

BUNN, H. F.; FORGET, B. G.; RANNEY, H. M.: Hemoglobinopathies. W. B. Sanders Company, Philadelphia, London, Toronto 1977

COHEN-SOLAL, M.; FORGET, B. G.; PRENSKY, W.; MAROTTA, CH. A.; WEISSMANN, SH. M.: Human β-Globin Messenger RNA, II. Nucleotide Sequences dirived from ^{125}J-labeled Globin Messenger RNA. The Journal of Biological Chemistry **252** (14), 53032–5039, 1977

DEISSEROTH, A.; NIENHUIS, A.; TURNER, P.; VELEZ, R.; ANDERSON, W. F.; RUDDLE, F.; LAWRENCE, J.; CREACON, R.; KUCHERLAPATI, R.: Localization of the Human α-Globin Structural Gene to Chromosome 16 in Somatic Cell Hybrids by Molecular Hybridization Assay. Cell **12**, 205–218, 1977

DEISSEROTH, A.; NIENHUIS, A.; LAWRENCE, J.; GILES, R.; TURNER, P.; RUDDLE, F. H.: Chromosomal lokalization of human β globin gene on human chromosome 11 in somatic cell hybrids. Proc. Nat. Acad. Sci. USA **75**, 1456–1460, 1978

FLAVELL, R. A.; KOOTER, J. M.; DE BOER, E.; LITTLE, P. F. R.;

WILLIAMSON, R.: Analysis of the β-δ-globin gene loci in normal and Hb Lepore DNA: direct determination of gene linkage and intergene distance. Cell **15**, 25—41, 1978

FREYE, H.-A.: Humangenetik, VEB Verlag Volk und Gesundheit Berlin, 1975

GOETZE, E.: Grundriß der Pathophysiologie, VEB Gustav Fischer Verlag, Jena, 1977, 3. Auflage

HARRIS, H.: Biochemische Grundlagen der Humangenetik, Akademie Verlag, Berlin, 1974

HERRMANN, F. H.; HERRMANN, M. CH.: Genmutationen der α- und β-Ketten-Globin-Loci — genetische Ursachen der Hämoglobinvarianten. Das Deutsche Gesundheitswesen **32** (32), 1489—1497, 1977

HERRMANN, F. H.; HERRMANN, M. CH.; HAGEMANN, R.: Nukleotidsequenz für das β-Globin der Menschen aufgeklärt. Biologische Rundschau **16**, 112—114, 1978

HOFMANN, E.: Eiweiße und Nukleinsäuren als biologische Makromoleküle, Dynamische Biochemie Teil I, Akademie Verlag Berlin, 1975, 3. Auflage

INGRAM, V. M.: The Hemoglobins in Genetics and Evolution Columbia University Press, New York and London, 1963

KLEINHAUER, E.; Hämoglobine, Anomale menschliche Hämoglobine, Hämoglobinopathien, Thalassämien in: BECKER, P. E. (ed): Humangenetik, Ein kurzes Handbuch in fünf Bänden, Band III/3 Hämatologie 475—555; Georg Thieme Verlag, Stuttgart, 1976

KLEIHAUER, E.: Kongenitale Methämoglobinämie (Typ Gibson) in: BECKER, P. E. (ed): Humangenetik. Ein kurzes Handbuch in fünf Bänden, Band III/3, Hämatologie 578—595, Georg Thieme Verlag Stuttgart, 1976

KLEIHAUER, E.: Die Pathophysiologie der Struktur- und Funktionsvarianten des Hämoglobins, Klin. Wschr. **52**, 995—1002, 1974

KOHNE, E.: Thalassämie Syndrome und anomale Hämoglobine in Deutschland, Habilschrift, Ulm, 1966

KOHNE, E.; KLEIHAUER, E.: Häufigkeit und Formen von anomalen Hämoglobinen und Thalassämie-Syndromen in der deutschen Bevölkerung, Klin. Wschr. **52**, 1003—1010, 1974

LAWN, M. R.; FRITSCH, E. F.; PARKER, R. C.; BLAKE, G.; MANIATIS, T.: The isolation and characterization of linked δ- and β-globin genes from a cloned library of human DNA, Cell **15**, 1157—1174, 1978

LEHMANN, H.; KYNOCH, P. A. M.: Human haemoglobin variants and their characteristics, North-Holland publishing company Amsterdam, New York, Oxford, 1976

LENZ, W.: Medizinische Genetik, Georg Thieme Verlag, Stuttgart 1976, 3. Auflage

LITTLE, P.; CURTIS, P.; COUTELLE, C.; VAN DEN BERG, J.; DALGLEISH, R.; MALCOLM, S.; COURTNEY, M.; WEATWAY, D.; WILLIAMSON, R.: Isolation and partial sequence of recombinant plasmids containing human α, β and γ-globin cDNA fragments. Nature **273**, 640—643, 1978

LITTLE, P. F. R.; FLAVELL, R. A.; KOOTER, J. M.; ANNISON, G.; WILLIAMSON, R.: The structure of the human foetal globin gene locus. Nature, in press

MAROTTA, CH. A.; FORGET, B. G.; COHEN-SOLAL, M.; WILSON, J. T.; WEISSMANN, SH. M.: Human β-Globin Messenger RNA I. Nucleotide Sequences derived from complementary RNA. The Journal of Biological Chemistry **252** (14), 5019. 5013, 1977

MAROTTA, CH. A.; WILSON, J. T.; FORGET, B. G.; WEISSMAN, SH. M.: Human β-Globin Messenger RNA III. Nucleotide Sequences derived from complementary DNA. The Journal of Biological Chemistry **252** (14) 5040—5053, 1977

MEARS, J. G.; RAMIREZ, F.; LEIBOWITZ, D.; BANK, A.: Organization of human δ- and β-globin genes in cellular DNA and the presence of intragenic inserts. Cell **15**, 15—23, 1978

NIENHUIS, A. W.; STAMATOYANNOPOULOS, G.: Hemoglobin switching, Cell **15**, 307—315, 1978

RAPOPORT, S. M.: Medizinische Biochemie, VEB Verlag Volk und Gesundheit Berlin, 1977, 7. Auflage

STAMATOYANNOPOULUS, G.: The molecular basis of Hemoglobin disease, Annual Review of Genetics, 6, 47—70, 1972

WEATHERALL, D. J.; CLEGG, J. B.: Molecular Genetics of Human Hemoglobin, Annual Review Genetics 10, 157—178, 1976

WEATHERALL, D. J.; CLEGG, J. B.: Recent developments in the molecular genetics of human hemoglobin, Cell **16**, 467—479, 1979

WHITE, J. M.: Haemoglobin Structure and Function: its Relevance to Biochemistry and Medicine. Molecular aspects of medicine 1 (2), 129—185, 1977

WITKOWSKI, R.; HERRMANN, F. H.: Einführung in die klinische Genetik, Akademie Verlag, Berlin 1976

WITKOWSKI, R.; PROKOP, O.: Genetik erblicher Syndrome und Mißbildungen, Akademie Verlag, Berlin 1976, 2. Auflage

10.   Sachregister

9*